U0525701

I Seng Med Fienden

性传播感染和疾病的故事

与敌同眠

Eller Venus' Forbannelser
Skrekkelige fortellinger om kjønnssykdommer

［挪］艾伦·斯托肯·达尔 著
ELLEN STØKKEN DAHL

刘晓昊 译

四川科学技术出版社

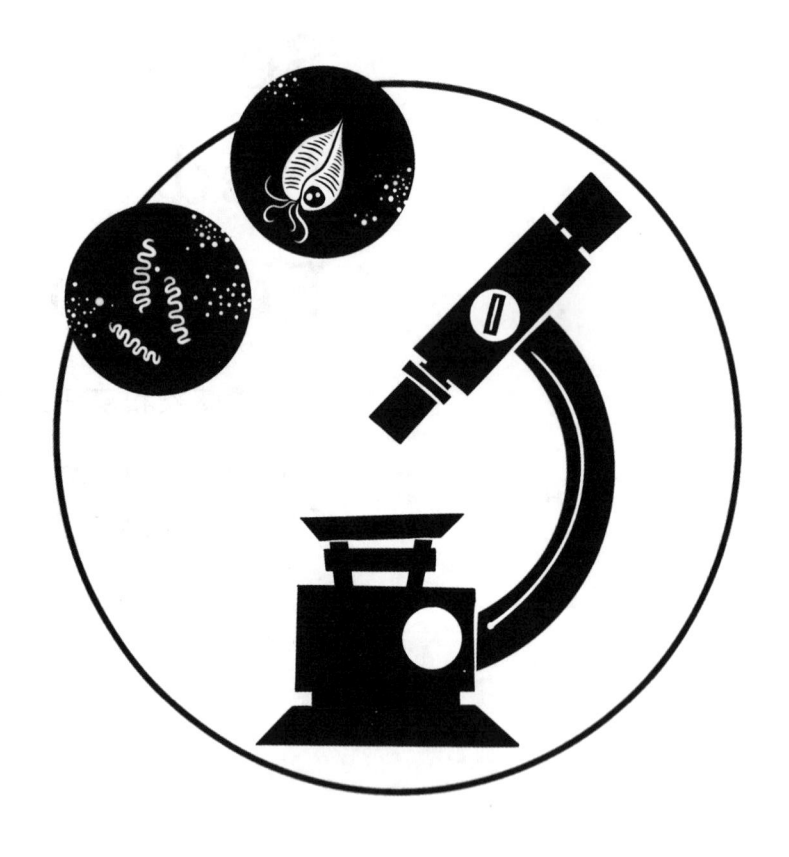

前　言
－ 维纳斯的诅咒 －

古罗马神话中，维纳斯（Venus）是主宰爱、美与生育的神。这位掌管人间爱情的女神自己却滥情无比、情感压抑且畸形，因嫉妒而在人间荒唐行事。而后她被命运女神预言永远不会获得真爱，不仅挚爱要被野兽所杀，她自己也要饱受相思之苦。果不其然，她一厢情愿的对象阿多尼斯至死都没有爱过她，于是她怨毒地诅咒世间男女的爱情将永远伴随着猜疑、悲痛和伤害。这诸多伤害中有一个令人闻风丧胆的后果——性病。性病学（Venereology）这个词就来源于她的名字。

你的约会对象在你们愉快度过一晚后可能再也没给你回过电话，冷漠且毫无留恋。但某种程度上，他们并没彻底丢下你——有什么东西好像钻进了你的身体：蚁行感、瘙痒、灼烧感、渗液、淋漓不尽、出血，手掌上还长了皮疹……种种症状简直令人不寒而栗。

本书带领读者走进性传播感染和疾病那既惊悚又充满冒险的世界，在一家虚构的诊所中，以作者本人为原型的这位幽默、颇具人情味与洞察力的医生就像大侦探波洛一样，她凭借专业知识和探究精神，寻找令患者出现可怕症状和不适的原因。本书将科普知识与医学研究史相结合，让读者能近距离地、相对深入地了解从常见的细菌性感染、生殖器疱疹到令人惶恐不安的梅毒、人乳头状瘤病毒（HPV）、人类免疫缺陷病毒（HIV）等11种性传播感染和疾病。作者并不想把这本书打造成一本医学指南或教科书，而是采取了叙事型科普的新颖形式，尽可能饶有趣味、生动、不带偏见地描述医生如何诊断病症并提供有效的治疗方案。

书中对病症的细节毫不加以掩饰，无论是淋病患者从裤子里掏出的脏兮兮的纸团、布满了小水疱及溃疡的红肿外阴、淡粉色且闪闪发亮的菜花状赘生物，还是恶臭扑鼻的异常分泌物。然而，作者的目的并不是供人猎奇，而是尽可能客观地还原患者的问诊过程，拒绝身体羞耻，让读者更多地了解性传播感染和疾病，传播它们的科学知识。如此一来，有类似问题的患者可能不再感到那么孤独无助与担忧。

除了真实还原诊室里的问诊互动，本书也揭开了惊人、暗黑的历史事实——可能比疾病本身更危险的早期治疗方法，足以让现代患者直呼幸运。因为他们既不用经历探条插入尿道并加热6小时的痛苦，也不用担心自己被医生注射从其他患者身上的溃疡里提取的脓液（甚至加了尿液），更不用在窥阴器、阴道镜等器械发明的过程中被迫成为实验对象，毫无自主权。尽管当时的这些实验和治疗方法是现代医学进步的基础，但如今看来，那些为纪念它们所设的专有名词和荣誉称号也许与几乎可以说是惨无人道的恐怖事实并不匹配。

书的最后，医生脱下白大褂，结束一天的疲惫，消失在夜色中。她想到爱神维纳斯今晚还会继续对更多浓情蜜意的爱侣们施以"诅咒"。她可以预料到，明天、下周和明年的诊室都会像今天一样爆满。性传播感染和疾病大多可以治愈，即便感染上 HIV 也不等同于死路一条，但人们大多将性病视作洪水猛兽：得了就会被社会抛弃，与其他人隔离开来。

基于这样对性病及性病患者仍不够友好的社会现实，传播知识、提倡包容、消弭恐惧与误解、打破根深蒂固的污名化与偏见便成了本书的目标。比起对高危群体加强防控、拒绝或反感与其接触，社会更应该向公众传播高危性行为的潜在危害。每个人都须自觉为身体健康和性健康作出明智的选择。

目 录

1 洪水泛滥 —— 谈谈淋病 / 001
2 痛定思痛 —— 谈谈疱疹 / 025
3 无花果和花椰菜 —— 谈谈尖锐湿疣 / 045
4 一晌贪欢，终生后悔 —— 谈谈梅毒 / 055
5 尼罗河上的惨案 —— 谈谈滴虫性阴道炎 / 083
6 欢迎来到挪威，衣原体感染之乡 —— 谈谈沙眼衣原体感染 / 097
7 把私处当餐桌 —— 谈谈阴虱 / 119
8 与敌同眠 —— 谈谈HPV相关宫颈癌 / 131
9 惹人烦的小妹妹 —— 谈谈支原体感染 / 149
10 奇痒无比 —— 谈谈疥疮 / 159
11 胯下的恐惧与憎恶 —— 谈谈HIV与艾滋病 / 175

后 记 / 197

1
洪水泛滥
– **谈谈淋病** –

那时候的人又吃又喝，又娶又嫁，到挪亚进入方舟的那日，洪水就来，把他们全都灭了。

——*Luke 17:27*

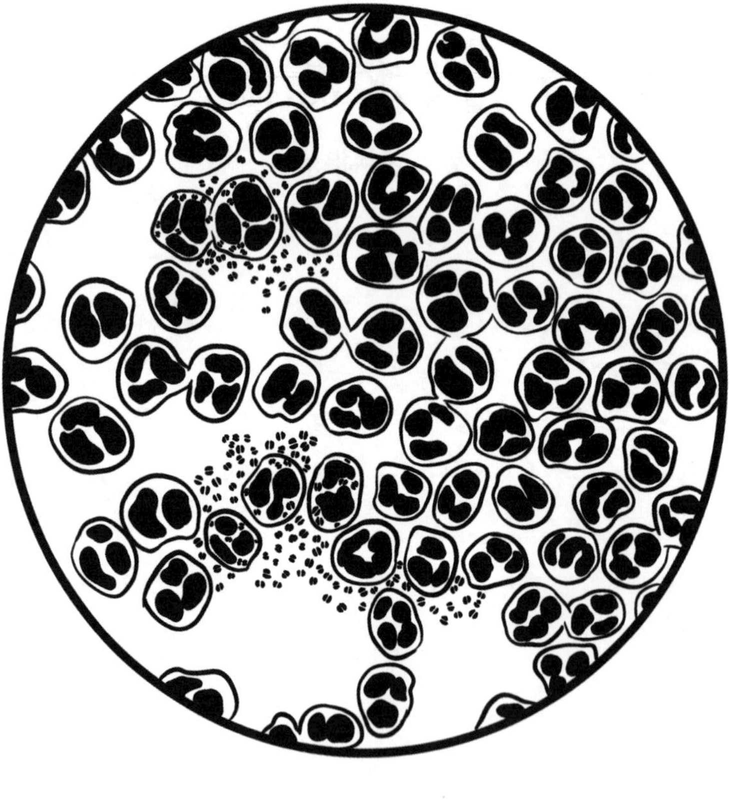

故事从何说起呢？

我的办公室通体白墙，屋子很宽敞，但因摆了不少物件而略显逼仄、凌乱。角落里有把巨大的仿皮妇科检查椅，紧靠白墙的是检查床，旁边放着辆小推车，摆放着各类用于采样的无菌器械和设备。

办公室只在一面有窗，为保护患者隐私，安了百叶窗和窗帘。窗户下面是办公桌，桌上摆着一台上了年头的"史前级"电脑，还有一台总是出故障的打印机。屋子的另一侧有个可移动的屏风，一个带镜子的水槽，墙上贴着几张解剖图，描绘着男女生殖器官的内部构造。

我一边啜着浓咖啡，一边看着患者名单，发现早上新换的手术服染上了钢笔墨渍，许是洗衣服的时候忘了把笔掏出来。现在要换也来不及了，只得扣好领扣，打开门，叫了今天第一位患者的名字，让他进来。

"进来吧。"我说。约恩（Jørn）就朝我指的椅子坐了下来。

还没等我问话,他就急不可待地说自己"下面出了大问题",求我想想办法。

"出了什么问题啊?"我问。

"你看了就知道啦。"约恩回答。

不得不说,约恩倒是毫不避讳。他起身把手伸进裤子,开始源源不断地往外掏卫生纸,拽出来的纸有的拧成一股长条,有的变成了皱皱巴巴的一小块。显然这些纸是按着需要,从不同地方随手抽来并塞进去的,就像拿沙袋撑住快要坍塌的大坝一样。有的纸上印着小红心,让我不由得联想:约恩坐在祖母家的绣花椅上,隔三岔五就往走廊的卫生间跑,害怕下身会"大坝决堤"——脓水像"洪流"一样倾泻在绣满花纹的椅面上。有的纸像是用再生纸做成的餐巾,用来裹一次性带盖纸杯的那种。那些最小也最恶心的,是由雪白的面巾纸揉成的纸团。

不管是从哪儿来的,每块纸都很脏,浸透了黄绿色的脓液,令人作呕。

"看出来啦,"我说,"确实,问题不小。"

"我这是得了什么病了?"约恩问。他弯腰站在垃圾桶边上,桶里面堆满了他掏出来的废纸。"您能治好吗?"

我的内心一阵激动,但还是强行压制住自己的情绪,毕竟,看着别人忍受病痛,自己却喜形于色,这样并不合适。不过我确实激动,我想我已经找到了问题所在——这病我当然能治!

性传播疾病(即性病)是我最喜欢治的病,伴随着分泌物、溃疡和恐怖气息,性病可以说是医学界的恐怖故事,能把人吓得半死!深入研究性病知识,特别是性病的历史,能给我带来凛然刺骨的恐惧和无与伦比的快感,就像读了一本绝妙的侦探小说或看了一场精彩的恐怖电影一样。我内心的一面想要扭过脸、闭上眼、不愿再看;另一面却又觉得看不够,必须看下去、读下去,直至沉迷其中而无法自拔。

作为医生,治疗性病让我颇有成就感,因为患者总是羞愧难当,而这能让我事半功倍,一次良好的沟通,几句温情的话语,改善患者状态的效果往往不亚于药物治疗。性病患者常常无处倾诉,喜欢把病痛藏在心里,很多人因染病而备感羞愧,又惶惶不安,怕自己传染给别人。

但性病本身并不涉及道德问题。感染性病既不能说明你的身份,也不能证明你是好是坏,只不过是性行为的常见不良后果,而追求性是我们人类的天性。任何人都可能感染性病,感染与否往往取决于你的运气和选择。

另外,从纯粹的医学角度看,我喜欢治疗性病还有一个原因,那就是性病患者几乎都能康复。如今,我们已经研制出了有效药物,即便感染了 HIV,也能过上相对正常、美好的生活,沙眼衣原体感染也能被清除,所以约恩一定不会有问题。

"别害怕,"我说,"咱们能治好。"

"真的吗?"

"真的,"我认真地对他说,"会好的。"

约恩眼里泛起了泪光。"谢谢!"他连忙道谢,目光第一次对上我的眼神。

"当然,得出结论之前还得给你做几项检查,"我说,"我猜你是得了淋病。"

实话说,我有九成把握,约恩得的就是淋病。但是本着医生的职业道德,我也不能仅凭几团脏兮兮的卫生纸就妄下定论。于是我让约恩走到屏风后面脱下外裤和内裤,然后躺到检查床上。约恩照做,在屏风后面站了很久,把几坨卫生纸扔进了垃圾桶,被脓液浸泡过的卫生纸变得像池塘里的鹅卵石一样又圆又硬,污秽不堪。

泛滥的精液

有些疾病的名字起得恰如其分,让人一目了然。淋病就是其中一例,该名称描述出了感染后的表现。十几年前刚开始学医的时候,为了显得博学多识,我买过一本医学词源词典,以下这些知识就是从那本书里看到的。

淋病(gonorrhoia)是由"gono"(源于古希腊语,意为"种子"或"精液")和后缀"-rrhoia"(源于古希腊语,意为"流动"或"流淌")组成的复合词,腹泻(diarrhoea)一词的后缀也是"-rrhoia"的变体——当然,两者喷涌出来的东西截然不同。把

"gono"和"-rrhoia"组合起来，得到的单词的字面含义是"精液泛滥"，这个名字不可谓不贴切。约恩的裤子里自由流淌的液体看着确实像泛滥的精液——它呈液体状，且从尿道渗出来。只不过那不是精液，而是另一种分泌物。

约莫两千年前，古罗马的希腊裔医师、哲学家盖伦（Galen）在行医期间想出了"gonorrhoia"这个贴切的名字，他也是第一个用这个词来描述阴茎流脓的人。

鉴于盖伦使用了"gonorrhoia"这个名字，我们不由得猜想，他当年看到的淋病症状和我们今天看到的会不会是同一种，淋病本身是否和这个名字一样历史久远？这并非不可能，只是很难考证。《圣经》里也有对尿道流脓的描述，但是拿着这种典籍当依据并不保险。两千年前，盖伦一定也遇到了造成男性阴茎流脓的病症，这一点毋庸置疑。只是我们无法判定，这种病和我们今天所说的淋病是否为同一种。

和盖伦同时代的另一位医生，即卡帕多西亚的阿勒泰乌斯（Aretaeus），描述淋病是一种精液持续、无痛流出的疾病，该病患者流出的液体"稀薄、冰冷，没有颜色，也不能孕育生命"——这与典型的淋病患者分泌物截然不同，后者由于存在大量脓液而呈黄绿色。阿勒泰乌斯说女性也能患上淋病，但是"只有器官受到刺激才会排出这种液体，会产生愉悦感，还有和男人交媾的强烈欲望"。在过时、老旧的思想中，女性在两性中总被认为带有罪恶色彩，但据我查证，女性性欲和淋病并无瓜葛。

除淋病外，沙眼衣原体感染、支原体感染和滴虫病也会引起尿道流脓，但淋病的脓液滴漏症状独一无二，分泌量十分汹涌，所以它还有一个绰号，叫"漏病"。过去，还有医生和科学家认为淋病、梅毒之类的不同性病只不过是同一种病的不同症状，这就更加令人摸不着头脑了。没有时光机，我们也无法确定过去的人们和典籍里描述的到底是哪种疾病。

苏格兰外科医生约翰·亨特（John Hunter）出生于1728年，他坚信淋病和梅毒是同一种病，甚至要赌上自己的荣誉和生命来证明这一点。他拿手术刀从一个可怜虫（淋病患者，想象一下身穿18世纪欧洲服饰的约恩）流脓的阴茎里提取出脓液，然后用同一把刀刺破了自己的阴茎，为的是证明人接触了这种"泛滥的精液"之后，就会感染梅毒。

后来，亨特死于心血管病，许多人认为这证明他确实感染了梅毒，因为梅毒会侵犯心血管系统，使其受累，从而阻塞循环系统。但我认为，他的心血管问题可能是由其他因素引起的，因为即使在亨特所生活的年代，也只有极少数心血管疾病病例是由梅毒引起的。即使他确实感染了梅毒，或许他是从其他途径感染了梅毒也未可知。为了证明自己的观点，他可能把自己当成了小白鼠，多次以身试险。

如今我们知道约翰·亨特是错的，淋病并不是梅毒的亚型，而是一种截然不同的病，是由淋病奈瑟球菌感染引起的，也就是所谓的淋球菌。

把"掌声"带回家

"你让我躺上去?"约恩问,"躺到那张床上?"

"对。"我回答他。

"但是铺的垫纸已经皱了,"约恩抱怨道,"好像有人躺过了吧!"

他说得没错,确实有人躺过,纸是用过的,而我忘了换了。

"啊!"约恩说,"躺在别人睡过的地方……"

他还没脱下内裤,那条白内裤已经染脏了。

"不好意思。"我说。

他点点头。

我把皱了的纸扯掉,纸轴上的垫纸已经用光了,只能走出办公室,去拿一卷新的。

"等我一下。"我对他说,同时心里暗想:但愿约恩不要趁我不在时溜之大吉。"我马上回来。"

我沿着走廊朝储藏室走去,已经穿脏的凉鞋踩在油毡地板上,发出黏腻的啪啪声,让我想起淋病的许多别名。前面提到过一个,叫"漏病",还有一个叫"掌声病"。有关"掌声病"这个别名的来历众说纷纭,最可信的说法源自14世纪70年代的法国。当时巴黎有个克拉皮耶街区(Les Clapiers),里面妓院林立,想带个姑娘回家"为爱鼓掌"并不是难事。此外还有两种说法:①它来源于治疗淋病的一种古法,治疗时要有节奏地用力拍打阴茎;

②淋病会让尿道产生一种"鼓掌"的感觉（具体是什么感觉，也说不清），对这种感觉比较常见的描述是：淋病患者排尿时会感觉像在尿带刺的铁丝一样疼。

虽然淋病并不罕见，但据相关报道，挪威的发病率经历了多次波动。20世纪30年代和40年代，淋病比较常见，1946年达到11 195例的峰值，后来抗生素的普及阻断了淋病的传播。到了20世纪70年代和80年代初，淋病再次席卷挪威，1975年有近15 000例，情况恶化。鉴于此，挪威卫生局在1976年展开海报宣传活动，标语是"今晚将有36名挪威人感染淋病"，以加深人们对淋病惊人传染率的认识，鼓励人们更规范地使用避孕套。20世纪90年代末，淋病再次销声匿迹，某一年的病例不足200例。遗憾的是，后来病例再次增多，2019年达到1 705例。这个数字确实令人担忧，不过每日新增病例其实只有4.6例，远低于20世纪70年代的水平。

人们极易感染淋球菌。在挪威，以进入阴道的传统式性生活为例，女性的感染风险约为70%，男性的感染风险约为30%。相比之下，沙眼衣原体的感染风险为10%～20%，而让许多人闻风丧胆的HIV，感染风险则非常低，只有0.1%左右。淋球菌可谓是随遇而安，可以在人体的大多数黏膜中繁殖，导致直肠、阴道、喉咙、尿道和眼部的感染。另外，由于极少有人在口交时使用避孕套，喉咙处感染淋球菌又很少出现症状，所以喉咙可以说是淋球菌的一个潜伏仓。

淋球菌可通过黏膜间的直接接触造成感染，所以它出现在喉咙或肛门处一点儿也不令人意外。淋病也可以通过间接方式传播。一些研究表明，在未进行过肛交的男性肛门内也发现了淋球菌。碰触过不洁之物以后用手指揉眼睛，则可能发生眼部感染。新生儿出生过程中其黏膜可能与患病母亲的黏膜直接接触，从而引发眼部感染。

淋球菌特别容易造成炎症，还会侵蚀角膜。所幸，如今眼部感染淋球菌的现象已经不多了。据传在 19 世纪，它非常常见，10% 的欧洲儿童一出生眼部就感染了淋球菌，其中 3% 的患儿因此失明。

德国有位苍髯满面的妇产科医生兼性病学专家，名叫卡尔·克雷德（Carl Credé），他发明了快速剥离产妇胎盘的"克氏娩出法"（Credé's manoeuvre），由此闻名于世。有关记载显示，1879 年，他提出了一种解决淋病性失明的好办法——向所有新生儿的眼中滴入含硝酸银的溶液。银可以杀菌，在当时早已投入医用。1882 年，向新生儿眼中滴入含硝酸银溶液的做法——克氏预防法，被引入挪威医院，成为一项标准措施。1958—1984 年，淋病在挪威非常普遍，因此医院要对所有新生儿强制实施该项措施。

阴茎检查

我扛着重重的一卷纸，踉跄着回到办公室，约恩还站在墙角的屏风后面，裤子也没提起来。我把纸插到检查床的纸轴上，拉出一张光洁的新纸，把它铺到了床面上。

"这回你可以躺下啦。"我说。

约恩平躺下去，双眼紧闭。

"不会有事的，"我说，"不过你得把内裤也脱下来。"

"哦，好的，"约恩说着把内裤从大腿根褪了下来，"这样行吗？"

"非常好。"我说。

我把明晃晃的灯光对准约恩的私处，开始仔细检查到底出了什么问题。他的尿道中渗出了黄绿色的黏稠液体，和浸透那些卫生纸的一样。

我戴上手套检查他的腹股沟，在皮肤下面摸到了一些硬肿块，按起来让他感到特别疼，那是肿大的淋巴结。淋巴结是免疫系统的前哨站，免疫系统被激活时（比如患上严重的化脓性尿道感染），淋巴结就会肿大且胀痛。

接着，我开始对约恩的阴囊进行触诊。

"感染性病有个严重后果，"我说，"就是细菌会借此进入体内。"

"进入体内？"约恩问。

"这是绝对要避免的，"我说，"你看这张图。"

我指向墙上的解剖图，图上是男性阴茎和盆腔器官的横截面。约恩不情愿地朝我的手所指的方向瞅去。

"首先，细菌会通过尿道，然后穿过前列腺，"我解释道，"再进入一侧的精索，精索是盆腔内的圆索状结构，接着这些细菌会进入附睾。"

附睾是附着在睾丸上的两个小器官，就像趴在石头上的蛞蝓一样。

"然后会怎样？"约恩问。

"一旦细菌进入附睾，就会引发一种叫作附睾炎的感染性疾病。一侧阴囊会因此出现肿胀，可能变得很大，一按压就会疼。"

我轻轻地捏了捏约恩的阴囊，发现他的睾丸光滑，大小也正常。接着，我检查了附睾是否有肿块，似乎并无异样。

"疼吗？"以防万一，我问道。

约恩摇摇头。

我从身后的手推车上翻找出一根平头的细长金属工具——尿道探条，把它从工具包里抽了出来。

"这是要干什么呀？"约恩问。

"提取一下你的分泌物样本。"

约恩吓得一缩。

"这不疼的。"我信誓旦旦地说，不过我猜他不会信我。和之前遇到的很多男性患者一样，约恩可能害怕性病检查（其实多数情况下只做尿液检查），他以为这种检查是侵入性的，需要将探条插入阴茎深处，会特别疼。

"我需要采集些新鲜样本，"我说，"不会插很深的，不用害怕。"

"好吧，"约恩说着闭上眼，"那就来吧，长痛不如短痛。"

我把尿道探条末端插入他的尿道口，收集了少许分泌物，在一块载玻片上涂了薄薄一层，然后用两根棉拭子各蘸取少量分泌物，再把它们插进旋盖试管里。

"你看，"我说，"不疼吧！"

约恩没说话，像是松了口气。

"可以提裤子啦，"我说，"后边交给我。"

当然我没有告诉他，要是在没有有效抗生素的年代，病情发展到他这种地步，就得用器械插进阴茎深处做检查了。

尿道探条是一种细长工具，比阴茎略长，端头设计得非常圆滑，一般以球形居多。探条（bougie）一词在法语中是蜡烛的意思，之所以用这个词，一是因为尿道探条长得像细长的蜡烛（或者其他一些又细又长的东西）；二是因为多年以来，探条的制作选用过各种材料，包括木料、金属、塑料，还有石蜡。

由于钝头细身的形状，只要手部稳稳地用力，就能将这种工具顺利推入尿道（或是人体的其他开口），不必担心割伤，或是一不小心开出个新口子。它能沿着尿道的天然通路往里伸，直至遇到阻碍。通过这种方式，医生就可以像水管工人那样清除淤堵，拓宽狭窄部位。

尿道感染了淋球菌，免疫系统会与侵入的淋球菌展开搏斗，从而引发炎症。免疫系统的本意是肃清入侵者，但是激斗之中难免殃及池鱼，造成人体自身细胞受损。受损的黏膜重新长好后，尿道就会变得狭窄，极端情况下甚至会发生阻塞。即便不是专业医生，想必大家也能理解这种不良后果。

抗生素问世以前，很多淋病患者都曾饱受尿道阻塞之苦，疏通尿道在那时成了奥斯陆大学医院的常规医疗操作。当时，医院的性病科被围了一圈铁丝网，遗憾的是，它并不能拦住性病患者生病入院。

尿道探条不仅能疏通尿道，还能用来治疗淋病。1913年的一篇文章记录了两位外科医生的奇思妙想。众所周知，淋球菌不耐高温，在40摄氏度的温度下就会死亡，温度更高时灭菌效果会更好，而身体某些部位（如尿道内部）能承受比体温更高的温度。因此，这两位医生认为，将尿道温度保持在45摄氏度，并维持6小时以上，就能有效杀灭淋球菌，还不会对身体造成多大伤害。于是他们找来一根两头有孔的银质空心探条，将其插入一根一端有孔的探条，这样水就能自由流过内部探条，并进入外部探条。他们把水加热，比45摄氏度还要高几摄氏度，用以抵消水流经探条时下降的温度，然后把两支探条连上胶皮管，让水能进能出以形成恒温稳流，之后将探条插入阴茎，留在其中。但两位作者在文中告诫了想要使用这个方法的医者：温度太高的话可能会严重灼伤患者的尿道。

我并不是个容易大惊小怪的人，但一想到将尿道持续加热6小时，还是觉得有点恶心。不仅听着毛骨悚然，这种缓慢加热的过程还会让人联想到做肉食料理时的低温慢炖，毕竟我们的肉并不比猪肉或牛肉更耐热。

比肩淋球菌

淋病这么可怕的疾病也有一个优点，那就是不用每次等到实验室检查结果出来才能给出结论，有时可以自行作出判断。

我拿着滴有约恩分泌物的载玻片穿过走廊，进入放置显微镜的实验室，取下防尘罩，打开电源，坐在显微镜前的凳子上。想要证明淋球菌的存在，并不需用到什么尖端设备。1879年，阿尔伯特·奈瑟（Albert Neisser）采用的就是和我接下来所用的几乎一样的方法，他检查了35名有典型淋病症状的男女患者的分泌物，并从中发现了这种细菌，因此人们将其命名为淋病奈瑟球菌。

首先，得将载玻片迅速过火，目的是把分泌物烘干并固定在载玻片上，同时要防止火焰破坏样本。然后我打开一个带滴管的小玻璃瓶，将一种叫亚甲蓝的染料涂在干燥的分泌物上，在水槽里冲去多余染料，然后用纸巾擦干载玻片，小心不要擦掉干燥的分泌物。这种蓝色染料可以让微生物更易被观测。

性病学研究经常需要使用显微镜，我很喜欢它的实用性，能用来做很多常规检查。结合前人几百年来的发现，我可以诊断淋病和由其他性病引起的盆腔炎，并将它们与酵母菌（真菌）感染和细菌性阴道病区分开来。

在低分辨率下，图像看起来非常混乱——到处都是大小不一、形状各异的蓝色斑块。提高分辨率以后，就可以轻松区分不同的细胞和细菌。我看到约恩尿道的表皮细胞——长得像煎蛋一样，还看到一大片白细胞，其作用是抵抗感染，它们长得又小又圆，内有大型多叶核。白细胞是我想找到的，它的出现表明约恩的尿道确实发生了严重发炎。除此之外，如果运气好的话，没准还能找到淋球菌本身。

通过显微镜检验样本，可以观察到细菌的不同特征，从而加以区分。一个特征便是它们的形状。淋球菌是一种球菌，顾名思义，它呈球状，不像杆菌那样呈棒状。但淋球菌也不是正球体，它更像是咖啡豆的形状。

另一个特征是细菌之间的位置关系。有些细菌排列成无规则的团块——被称为菌簇，有的则成行、成链排列。由此，可以轻易区分链球菌（呈链状排列的球菌）和葡萄球菌（呈簇状排列的球菌）。

淋球菌最喜欢成对出现，因此又被称为双球菌（diplococci）。"diplo"在希腊语中意为"双"，在约恩的涂片里到处都能发现这种成对的菌体，它们两两紧密排列，光滑、弯曲的一端朝外，平坦的一端朝内。一部分淋球菌仍在白细胞体外，其余大多数都被白细胞吞入体内。可惜对约恩来说，白细胞并没有大获全胜。

淋球菌令人心生敬意，这样评价一种有害细菌或许有点奇怪，不过其他细菌很少能像淋球菌那样坚持不懈、足智多谋、不屈不挠，所以这个评价可谓当之无愧。同时，淋球菌也令人心惊胆战，这也是毫无疑问的。

我们的身体由数以万亿计的细胞组成，而细菌是单细胞生物，但别小看它们，就像我们自身的细胞和地球上的其他生命一样，细菌也含有遗传物质，可以用作自身精确复制的编码。细菌的遗传物质浸泡在细胞质里，其外面是一层由脂类组成的细胞膜，包裹着所有的细胞物质。我喜欢把它想象成一个处心积虑的小水球，喜欢寄生在约恩这样不幸之人的尿道中。

在我看来，淋球菌最令人不可思议的地方就是其细胞膜的外表面了。淋球菌表面覆盖着类似毛发的突起，被称为菌毛，可以发挥类似登山钩的作用。淋球菌抛出细长的菌毛，牢牢抓住阴道、尿道内的黏膜，然后收缩菌毛。这有点像你按下按钮，将吸尘器的电线收回电线盒的过程。淋球菌就像乘着滑雪缆车一样，由此被拉到了黏膜上。

淋球菌的菌毛确实无比强大，这对我们人类当然不是个好消息。它们的菌毛堪称世界最强大的生物马达——有研究称淋球菌的菌毛能拖动自身重量的10万倍。试想一下，如果我能拖动自身重量的10万倍，就能拖动35头成年蓝鲸。我也知道世上无难事，只要肯攀登。但要"比肩淋球菌"还是太难为我了，我连一头蓝鲸重量的0.016%都拖不动。

阴道和尿道内总有液体流动，细菌如果没有菌毛，就很容易被冲走。鉴于此，淋球菌会深深"锚下"菌毛，像水蛭一样牢牢附着在黏膜上，所以无法被尿液或分泌物冲走。

一旦入侵成功，淋球菌会穿过薄薄的外层黏膜，扎根到人体内部，一次又一次分裂，仿佛是在遵循《创世记》中的教导——要生养众多，昌盛繁茂。人体很快就会发现情况不妙，开始召集专门吞噬和杀灭细菌的白细胞。

一旦免疫系统介入，细菌的好日子就到头了，但对淋球菌来说并非如此，它们对人体的一切反制措施都能应对自如。

白细胞会以雷霆之势吞噬淋球菌，就像吃糖一样。因此检查淋病患者分泌物的时候，在白细胞内部可以看到大量形似小咖啡豆的双球菌。但这样狼吞虎咽一通并不能阻止感染，原因有二。第一，有大量淋球菌侥幸脱险。它们的菌毛抓力太强，免疫细胞很难将其完全吞噬。第二，许多被吞噬的淋球菌存活了下来。尽管免疫细胞内有能杀死细菌的蛋白质，但淋球菌却能将其切成碎片。即便有部分淋球菌受损，它们也能通过合作机智地存活下来——借用彼此的基因，修复自身受损的部分。

存活下来的淋球菌会继续在免疫细胞内分裂。当免疫细胞最终力竭而亡，细胞膜溶解时，健康的淋球菌就会像特洛伊木马里的士兵一样倾巢而出，制造更大的破坏。

一般情况下，随着时间推移，免疫系统会越来越擅长对抗疾病，因为白细胞能够识别之前遇到过的细菌，再次交锋时就能发起更强悍有力的攻击。而淋球菌巧在善于伪装，能改变显露在外的菌毛种类，让免疫系统无法精准识别。

"确实是淋病，"我回到办公室，对约恩说，"结果出来了。"

我感觉自己有点像中世纪的吟游诗人，讲述着可怕、致命又狡猾的淋球菌的故事——这些细菌已经把他的尿道内部变成了血肉模糊的战场，还有可能导致他失明或尿道堵塞，现在我就要一骑当千，消灭它们。

"那怎么办？"约恩问，"怎么才能摆脱它？"

"你得接受治疗。"

"怎么治疗呢？"约恩又问。

幸运的是，我可以给约恩开抗生素，不用往他的尿道里塞灌满热水的探条，也不用拿着早已谢世的同行先辈们发明的其他"酷刑"在他身上尝试。

17世纪，很多医师转而采用草药治疗淋病。药方像巫师的魔药一样复杂，包括睡莲、草莓、紫罗兰糖浆、蒲公英、欧芹蕨和罂粟籽，要求患者"不分昼夜，每小时服一次"。

如果"魔药"无效，患者可以把阴茎浸入一桶温牛奶里撒尿，以此来缓解疼痛。19世纪后半叶，人们开始用荜澄茄（cubeb，一种印度尼西亚产的胡椒）和古巴香脂（copaiba，一种从南美特殊树种上提取的香膏，现在一般用来生产清漆和生物柴油等）治疗淋病，使用时，将古巴香脂和甘草混合，以掩盖其刺激性气味。

如果这也无效（在此透露一下，确实很少起效），医师就会开始大胆地尝试各种疗法，包括实验性外科手术、连续几天的阴茎药浴等。

言归正传，容我再提一遍：和过去那些可怜虫不同，约恩将接受抗生素治疗。

"抗生素？"约恩皱了皱鼻子，重复道。

"对，"我说，"有什么问题吗？"

"会有效吗？"约恩问。

"当然。"我答道。

"你确定？"

作为一个现代患者，约恩在等我做检测的时候上网搜索了一下，读了几篇有关所谓"超级淋病"的文章，那是一种多重耐药菌，强大到可以摆平试图杀灭它的任何一种抗生素。现在他变得忧心忡忡（说实话，我也有点担忧），问我是不是有可能永远也治不好了。

"我心里有点堵得慌。"他说。

"放宽心，"我宽慰他，"会好起来的。"

挪威医疗领域还未见识到所谓的超级淋病，但的确有理由为未来的淋病患者担忧。

自从我们使用抗生素治疗淋病以来，那些坚韧不拔、迎难而上的淋球菌已经接二连三对整整六类抗生素产生了耐药性。相比之下，数十年间，梅毒螺旋体感染却可以用同一种药物进行治疗。淋球菌的适应性如此强，变化如此迅速，让我们都有些吃不消。我从约恩的分泌物中提取的两管样本中，有一管是培养样本，用来检验约恩体内的细菌是否产生了耐药性；如果是，还能查出它们耐受的是哪类抗生素，这样就能为他制订治疗方案。

我希望，也相信约恩这次接受的标准淋病疗法能够奏效。但总有一天，我恐怕无法如此胸有成竹地宽慰惊慌失措的患者，那一天不可避免地总会到来，近在咫尺。抗生素的耐药性问题是一场早有预料的健康危机，也是当今时代面临的一项重大考验。为了延缓情况恶化，我们必须严格把控，并合理、谨慎地使用抗生素。一旦超级淋病蔓延，这些细菌将变得随处可见，昔日的尿道探条和温牛奶尿桶可能重出江湖。

一会儿，我会把抗生素粉和麻药混合好，将其缓缓注入约恩的臀肌。希望几天后样本化验结果能确诊约恩的淋病，也希望感染的淋球菌属于可治愈的类型，这样约恩阴茎流脓的噩梦就可以结束了。

约恩现在的情况是可以逆转的，但保不齐以后还会感染，所以作为医护工作者，我必须用清晰、专业的方式提前给患者打好"预防针"。

我深吸了一口气，换上一副严厉的口吻："你知道戴避孕套的必要性吧，约恩？"

看到他垂着头没有说话，我开始讲解避孕套是如何预防淋病的，讲到过去的避孕套是用猪肠或羊膀胱做成的，中间用绳扎紧——约恩听得脸色有点发绿。

"淋病大多是通过性交直接接触传播的，"我解释道，"避孕套可以起到隔离作用，让细菌的'钩子'无处落脚。"

"我知道怎么用避孕套。"约恩不耐烦地说。

"需要带几个回去吗？"我指着桌上盛满避孕套的罐子问他。

约恩拿了几个，说他知道应该戴避孕套。"我会好好听话的。"他说。

"我相信你会的，"我说，"但你必须记住，淋病特别容易传染。"

"这事我可以保证，"约恩说，"以后一定注意戴避孕套，我可不想再受一次罪了。"

"那就看你表现了。"我一边说一边把他领出诊室，"有什么需要可以随时来找我。"

2
痛定思痛

– 谈谈疱疹 –

经过姑娘们的嘴唇,她们便梦见与情人接吻,
可是麦布女王讨厌她们嘴里吐出的香甜气息,
　　往往罚她们满嘴长水疱。
　　　——莎士比亚,《罗密欧与朱丽叶》

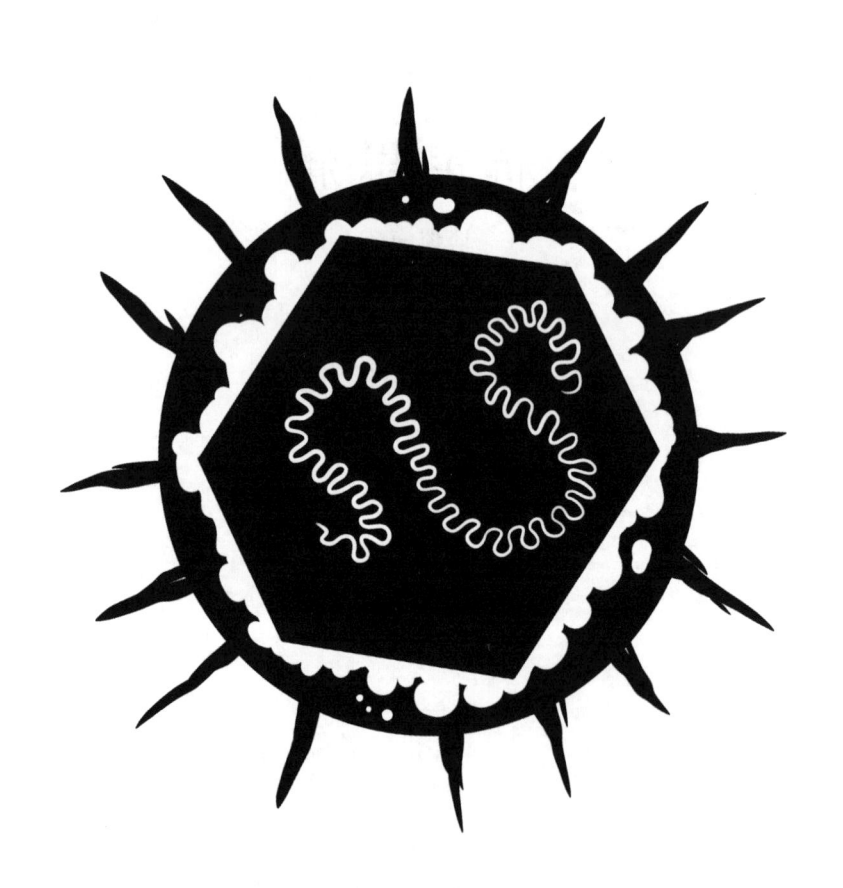

这几天，海伦妮（Helene）的私处一直痛得厉害。此刻，她正平躺在妇科椅上，病因显而易见。只见她私处红肿，皮肤和黏膜上布满了一小团一小团肿得快要破裂的水疱，还有清晰可辨的溃疡。

我戴着手套，轻轻触摸她的外阴唇，稍微拉开一看，有更多溃疡遍布在内阴唇间的前庭，也就是尿道口和阴道口所在的区域。溃疡中渗出液体，与分泌物混合，呈浅黄色，还带有血丝。

我无意中碰到了溃疡，海伦妮疼得倒抽了一口冷气。

"疼！"她喊道。

"我懂，"我安慰道，"对不起。"

"没事。"

我取出一根棉拭子，告诉她我要取样。

"这可能会有点不舒服。"我补了一句，然后轻轻划过水疱和溃疡，吸取渗出的液体。几个水疱胀破了，海伦妮呻吟一声。这个病确实会给人带来地狱般的痛楚。

"我敢肯定你得了疱疹。"我边说，边将棉签放入旋盖试管里，然后用毛巾盖住海伦的私处，把妇科椅降下来，让她能坐起来然后下来。

海伦妮在屏风后面鼓捣了一番，我洗手的时候她也一言不发。等她从后面出来，在我办公桌边坐下，脸上的表情像谁去世了一样难看。

"你应该听说过疱疹吧？"我问。

"听过。"她回答。

我还是给她讲了讲疱疹的来龙去脉：得了疱疹，皮肤和黏膜上会起水疱。水疱破裂后形成溃疡，随后渐渐干结成小痂，最终脱落。疱疹是由病毒感染引起的。有两种病毒能导致疱疹，二者存在些许差异，分别是Ⅰ型单纯疱疹病毒和Ⅱ型单纯疱疹病毒。每次像现在这样检查生殖器疱疹的患者，我都没法立即告诉他们是被哪种病毒感染的——只有检查完才能知道。不过我可以告诉他们的是，他们并不孤单，患上这种病的人有很多。

"疱疹真的很常见，"我告诉她，"有研究显示，我们之中超过一半的人——可能有80%——童年时期就在口腔中感染过Ⅰ型单纯疱疹病毒，近1/3的青年人感染过生殖器Ⅱ型单纯疱疹病毒。"

近年来，Ⅰ型单纯疱疹病毒引起的疱疹已成为更常见的生殖器疱疹类型，它可能是由口交造成的，这种类型的疱疹症状相对温和，暴发次数也较少，而Ⅱ型单纯疱疹病毒很少在口腔内引发感染。话虽如此，这两种疱疹病毒都有能力在身体各个部位引发感染。

"也有运气特别不好的，眼睛感染了疱疹，"我说，"如果是个运气不好的牙医,可能会在手指上感染疱疹。"

"可是牙医的手指关我什么事?"海伦妮打断了我。

我本来想说确实不关她的事,是我跑题了。但话还没说出口,她突然落下泪来。我把纸巾盒朝她推了推,海伦妮自顾自地抽了三张纸。

"我不可能得疱疹。"她抽咽着。

"为什么?"我问。

"和我发生关系的人当中没人有这病。"

"你怎么知道呢?"

"因为,"海伦妮指了指自己的私处说,"有问题的话我就看到了呀!"

"不,"我说,"你看不到。"

就在一周前的一个月黑风高的夜晚,有一对甜蜜的爱侣第三次出去约会,他们是海伦妮和一位英俊潇洒的律师,我们姑且管这个律师叫穆尼(Mooney)。

如果你在街上碰到穆尼,问他有没有得疱疹,指责他可能把疱疹传给了海伦妮,他一定会矢口否认。因为他不记得自己皮肤上起过水疱,而且和海伦妮出去约会的时候肯定没起。可惜这并不意味着他没得疱疹。

"疱疹有一点不同寻常,"我说,"那就是多数患者并不知道

2 痛定思痛——谈谈疱疹　029

自己得了疱疹。"

据我所知，约 1/4 的美国人携带有 Ⅱ 型单纯疱疹病毒抗体，也就是说他们过去感染过疱疹，或者是疱疹病毒的携带者，其中只有 1/4 的人起了水疱。

"麻烦的事在于，"我接着说，"人们会在不经意间传染给别人。"

海伦妮和穆尼共度云雨的时候，疱疹病毒从毫不知情的穆尼身上"爬"到了海伦妮身上。身体的摩擦让海伦妮的黏膜产生微小的撕裂，使得疱疹病毒更容易乘虚而入。

一开始，海伦妮并没有察觉到任何异样。后来，她的大腿突然产生了刺痛感，仿佛有人在挠她，之后又演变成令人不适的瘙痒，疱疹病毒破坏了她的皮肤细胞，形成了第一个水疱。

永不分离

尽管疱疹病毒一开始引起的只是皮肤问题，但最终它会永久栖息于神经系统。疱疹（herpes）这个词源自古希腊语，意为"爬行、蔓延"，或许是因为疱疹暴发前皮肤会有灼烧感。此外，它还描述了疱疹病毒的另一个关键特征。

"一旦感染，疱疹病毒就会探寻皮肤中的神经末梢，"我告诉海伦妮，"然后像爬绳梯一样沿着神经，透过皮肤向体内钻。最终，它们会到达脊髓外聚集的神经元胞体，也就是我们常说的神经节，在那儿栖息下来。如果是生殖感染，疱疹病毒会光顾盆腔内的骶神经节。如果是口腔感染，喉咙处的神经节就会遭受相同的厄运。疱疹病毒会使宿主细胞失去死亡的能力，从而永远驻留在那里。"

"永远？不至于吧？"海伦妮难以置信。

"没骗你，"我说，"疱疹能陪到你安息。"

"但我不能后半辈子就这么活着啊！"

"放心，不会的。"

只要病毒在神经元内安分守己，就不会造成任何问题——也不会传染给别人。但它们时不时会想要外出"游玩"，于是沿着曾经用来爬入体内的那些神经悄悄爬到皮肤表面。

"一旦跑到皮肤上，就会在初次感染的位置引发新一轮的水疱和溃疡，也有可能传给别人。"

"但这也太疼了，"海伦妮更担心了，"我时不时就会发作一次吗？"

"这因人而异，"我说，"你现在是第一次发作，也是最痛苦的。这种地狱般的疼痛会持续几周不止。有的人还会发热，肌肉酸痛——就像得了流行性感冒（简称流感）或其他病毒感染一样——病得非常严重。有时生殖器异常疼痛，连排尿都成了问题。"

"你别吓唬我。"海伦妮说。

"没有吓唬你，"我说，"我会给你开一点抗病毒的药片，帮你缩短发作时间，减轻疼痛。"

"但这种药没法根除疱疹病毒？"

"对，你的身体还是会携带疱疹病毒，"我说，"时不时就复发一次。虽然每回又疼又糟心，但随着时间推移，症状会越来越轻，频率也会越来越低。很多人后来再也没复发过，即使发作，也只是感觉有点痒而已。"

我告诉她，疱疹一般容易在人生病的时候发作，所以口腔疱疹也常被称为"感冒疮"。皮肤损伤或摩擦、来月经、阳光暴晒也是常见诱因。

海伦妮没有搭话，又从盒子里抽了三张纸，擤了擤鼻涕。

"现在你需要格外注意的是，"我说，"不要自己感染自己。"

"什么意思？"海伦妮问。

"不要摸完下体再去揉眼睛，那样可能会自己感染自己。记得洗手。"

"天呐，"她说，"那我后半辈子是不是都得小心些，免得自己的眼睛被感染？"

"这倒不用，"我说，"只是现在这个阶段你受感染的概率大一些。"

疱疹病毒有点像针对自身的疫苗，人体感染后（比如口腔）会产生抗体，身体其他部位（比如生殖器）就不会被同一病毒再次感染。

"但第一次发作的时候，"我说，"体内还没有产生相应的抗体,所以全身的黏膜都同等脆弱。等有了抗体以后就好了,除非你感染了另一种类型的疱疹病毒。你可能同时感染两种疱疹病毒,不过两种病毒在一定程度上有交叉保护的作用。一般来说,在感染了一种类型的病毒后,另一种就不会有严重发作的风险。"

海伦妮泪眼汪汪地看着我。

"用药以后,情况会很快好转的,"我说,"我会给你开一些止痛膏,你可以外用试试。皮肤会恢复好的,也不会留下疤痕。你还有什么其他要问的吗?"

海伦妮没有回答。

"一切都会好起来的。"我边说边摆弄电脑,准备开处方。

"不,好不了了!"海伦妮的情绪失控了。

"怎么这么悲观啊?"我问。

"你说过,我会在不经意间传给别人。"

"没错,我是说过,也给你解释了。"

"也就是说我再也没法跟人上床了,"海伦妮说,"没法做爱了!"

"我可没这么说过!"

"可是,如果我体内一辈子带着疱疹病毒,也不知道什么时候会有传染性,"海伦妮说,"那我随时都可能传染别人。"

"疱疹在严重发作的时候最容易传染他人,不过确实随时都具有传染性。"我只得承认。

一项研究表明,疱疹患者的皮肤约在18%的时间内都携带疱疹病毒,并且往往不自知。每次性接触的传染风险为3%~4%。

"这就意味着我再也不能和任何人发生关系了,不是吗?这可是疱疹啊,它实在太恶心了。我可不能传染给别人。"

旧病新耻

我在治疗性病、写相关的文章时,总是怀揣着一点念想、一点愿望。我的愿望倒不是让人喜欢上这些分泌物或水疱,而是引导社会风气,让人们面对性病时不要那么大惊小怪。

不论是恶心的黏痰,还是腹泻患者的粪便,都令人讨厌,没有人喜欢。但不会有哪个肺炎患者或腹泻患者觉得自己摊上了大事,为自己患了病而感到羞耻。也不会有人把肺炎、腹泻的情况保密,只会正常就医治疗。医生会用最简便、正规的疗法以确保患者康复,同时防止他人被传染,因此也就不会造成任何额外的焦虑和压力。

我多希望我们以同样的态度对待性病啊!可惜只要谈及生殖器和性行为,人的脑海中总会隐约浮现出一丝羞耻感。

依我看,如果说常见疾病没那么让人羞耻,那么性病也因其普遍性而不应令人羞耻,才合乎道理。但人们对疱疹(这里指与性病相关的疱疹)的态度表明:这种羞耻并不符合这种逻辑。

疱疹特别普遍——其实,感染过疱疹病毒的人比没感染过的还多。这种病不是什么大事,即使得了,一般也只有轻微的症状，几乎从不危及生命，多数人甚至不知道自己得了疱疹。最糟的情况就是，极个别口腔感染可能引起脑炎，或者母亲在分娩时传染给婴儿，从而导致严重疾病。实际上，疱疹患者不需要为此担心过多。然而，当我给患者诊断出疱疹，他们离开诊室的时候总是惊惶、愤怒又悲伤。

诡异的是，疱疹可能是最让人羞耻的疾病，海伦妮自然也感受到了这种羞耻。它是个肮脏的字眼，是床底下的怪物。我了解到，一些不幸染上疱疹或是不经意间传染给别人的人，他们中的部分人在网络论坛和个人媒体评论区里受到了死亡威胁，或被鼓动轻生。

还有一点令人不解的是，这种对疱疹的羞耻感是近年来才形成的。疱疹由来已久，据说大约 2 000 年前，罗马皇帝提比略（Tiberius）看厌了人们嘴唇上的水疱，曾一度禁止亲吻，疱疹的古老历史由此可见一斑。在某个历史节点之前，人们曾以一颗平常心看待疱疹，只是认为水疱、溃疡不可儿戏，最好不要得上。到了今天，对患疱疹的羞耻感已经成了比疱疹本身更严重的问题。有些患者会觉得自己的性生活完了，甚至整条命都完了，仿佛世界末日一般。

怎么会演变成这样的呢？

这种羞耻感真正萌发于 20 世纪 60 年代。当时新的实验室技术让科学家能够区分不同类型的疱疹病毒。尽管两种单纯疱疹病毒都会引起疱疹（皮肤上的水疱和溃疡），但人们开始对其区别对待，仿佛二者是截然不同的疾病。Ⅱ型单纯疱疹病毒被指与生殖器感染有关，于是公众开始区别看待这两种疱疹，一种是可怕的性病，另一种则是无关痛痒的感冒疮，对它们的态度也大不一样。

Slate 杂志有一篇题为"How Herpes Became a Sexual Boogeyman"的文章，它描述了保守势力在媒体的煽风点火之下，将无伤大雅的疱疹病毒渲染成了"新型性传播麻风病"，一如 1980 年某一期 *Time* 杂志封面上画的那样。

有关疱疹的新闻报道无疑给当时盛行的性自由之风泼了一盆冷水。当时，人们已经发明了治疗梅毒的青霉素和治疗淋病的各类药物。尽管不久之后，HIV 会悄然流行起来（1981 年，HIV 开始在美国流行），但当时的人们还没有听说过 HIV 和艾滋病（即获得性免疫缺陷综合征）。通过性行为感染严重疾病的风险比以往任何时候都要低，更不用说避孕药已经面市，女性终于有了怀孕的自主决定权。

有些人因此感到不安：人们的滥交行为难道没有办法遏止吗？人们可以随心所欲地对待自己的身体，而不需担心后果吗？

一下子，这种新型（实则古老）疱疹病毒就成了众矢之的。美国牧师比利·格雷厄姆（Billy Graham）宣称："我们有了避孕药，用青霉素征服了梅毒，但Ⅱ型单纯疱疹病毒接踵而至。当我们违抗神的旨意，大自然就会发起反击。"

1973 年，*Time* 杂志有篇文章写道："不同于Ⅰ型单纯疱疹病毒，Ⅱ型单纯疱疹病毒似乎在进行道德审判——它倾向于攻击那些性行为不检点的人。"

生殖器疱疹与性放纵有关成了根深蒂固的主流观念，一直延续至今。无论被Ⅰ型单纯疱疹病毒还是Ⅱ型单纯疱疹病毒感染，生殖器疱疹患者都会产生负罪感，而口腔疱疹患者只当自己长了感冒疮。"海伦妮"们不断谴责自我，对自己的所作所为和不负责任备感羞耻，同时极度害怕会传染给别人。

问题在于，这种羞耻感完全罔顾事实真相。人们对疱疹的恐惧是20世纪七八十年代形成的。在那之前，医生和保健工作者早就把一句话挂在嘴边，也是直至今日我仍在对患者说的——得了疱疹并不是世界末日。

可惜不管用，没人听我的。

得了疱疹并不是世界末日

"你为什么会觉着再也没法和人上床了呢？"我问，"想想那么多得过疱疹的人，你觉得他们全都放弃性生活了吗？"

"可他们并不知道自己得了吧？"海伦妮说。

"有不少知道的，也有不少不知道的，"我说，"不过这两种疱疹病毒的感染都太常见了，今后和你上床的人很可能已经得过了，不会再感染了，明白吗？"

"但我事先也不了解对方得没得过啊。"海伦妮说。

"是啊,"我说,"就像生活中其他很多事一样,没有什么是你能完全了解和掌控的。避孕套在很大程度上可以预防感染,虽然不能覆盖所有皮肤,但戴上总比不戴好。"

"你到底想表达什么呢?"海伦妮问,"是想说即便知道自己可能会把疱疹传染给别人,还是可以跟任何人睡觉?我怎么听着这么不道德呢?"

"道德这方面我不予评价,"我说,"这也不是说教,而是关乎你的生活的建议。和你情况类似的人太多了,我只是尽量传达对你最有利的信息,帮你作出最合理的判断。一方面,疱疹十分常见,大多是危害极小的,很多人都得过这病,而且得了也毫不知情,我觉得这些事实多少可以让你宽心;另一方面,得了疱疹可能会出现疼痛难忍的水疱和溃疡,就像你现在这样。有只发作一次的情况,也有发作好几次的,更不用说内心背负的负面情绪了。"

"我不知道该怎么做了,"海伦妮说,"再跟人约会的时候是不是得先告诉对方?我不知道怎么说才好。"

"如果是沙眼衣原体感染、淋病之类的性病,你有义务告知伴侣。另外必须追本溯源,找出每个可能被感染的人,确保他们接受治疗。但得了疱疹就没这种义务,你可以自行判断怎么说、对谁说。许多人选择告知对方,两个人可以一起想办法避免风险。也有人选择在发作时避免性行为,使用避孕套。还有人把一切交给运气，生活方式照旧。"

"但我感觉很恶心，"海伦妮说，"这也太糟心了。"

"我知道这不容易，"我说，"但也不是什么大事，又没有危险，没什么稀罕的。你只需要给自己一点时间去接受它。"

海伦妮又哭了。到现在为止，我还没给她开处方、写注意事项，也没有紧紧握住她的手以示鼓励，然后微笑道别，单是问诊环节就远没有结束。沟通顺畅的话，本来几分钟前就应该搞定了，这不免让我心生沮丧。

"只要发生性行为就会有风险，"我说，"这是每个人都心知肚明的。"

可我就是说不动她。我跟她讲，这种对疱疹的羞耻感是20世纪七八十年代保守势力为了限制性自由而有意夸大的。但这都不能让她释怀。

"羞耻感怎么来的并不重要，"海伦妮说，"关键在于，它是真实存在的。"

的确，羞耻感无疑是存在的，它影响着人们对这种疾病的说辞和看法。

海伦妮又自顾自地从盒子里拽了些纸巾来抹眼泪。

我可以像掐掉烟蒂一样终止就诊，然后像新点一根烟一样接诊下一位患者。我可以盖章、开处方，把海伦妮送走，因为我知道，她最后一定不会有事的。但我还是没这么做。我真心希望她能听进我说的话，停止哭泣。于是我又开始即兴发挥，喋喋不休，寻找恰当的词句，像是寻找开锁的钥匙。

"疱疹也有好的一面，"我说，"有的科学家正在用疱疹病毒治疗脑癌这样的绝症。"

海伦妮没有说话。

"并且感染的疱疹病毒亚型还可能反映出我们曾在世界哪些地方生活或旅行过。"

没有回应。

"好吧，"我又试着说，"只说得过疱疹的人比没得过的多并不准确，其实我们人类已经和疱疹共存了相当长的一段时间。"

海伦妮继续用纸巾轻轻擦着眼角，纸巾紧贴下眼睫毛，这样可以防止被眼妆染黑的泪珠顺着脸颊淌落。

"你是说过，"她说，"从很早以前就有了疱疹，为此感到羞耻只是近50年才有的事，但这对我来说又有什么意义呢？"

"你不妨来猜猜看？"我问。

"猜什么？"

"能猜到人类多久以前就开始得疱疹了吗？那可是很久之前的事了，不想猜猜看吗？"

海伦妮瞅着我，眉头微挑。

"来吧，猜猜看，"我又劝慰她，"你觉得我们已经和这些该死的水疱、溃疡抗争多久了？"

"我不知道，"海伦妮说，她不再哭了，现在眉头紧锁，"有多久了？"

"你猜!"

"好吧,"海伦妮说,"是从中世纪开始吗?"

"再往前猜!"

"那是古希腊、古罗马时代?"海伦妮摸不着头脑了,"难道是石器时代?"

"离得远呢。"

海伦妮耸了耸肩:"你干脆告诉我吧。"

"我还不知道你感染的是哪种病毒,"我说,"得先分析化验结果。如果是Ⅰ型,那伴随我们有 600 万年了。而如果是Ⅱ型,少说也得有 160 万年了。早在我们进化成人类之前就有疱疹的存在了。"

"真的吗?"海伦妮说。

我们是怎么知道疱疹病毒有多古老的

2006 年,一群科学家发现,人类并不是唯一为水疱和溃疡所苦的物种。人们首先从人类的近亲黑猩猩身上发现了疱疹病毒,后来在许多其他灵长类动物身上也发现了它。每种灵长类动物感染的病毒略有不同,但据我们所知,人类是唯一会感染两种单纯疱疹病毒的灵长类。科学家对某一物种起源的原因和时间提出假说时,会首先画一个家族树(更正式的说法是系统树)。他们会取现今存在的一组物种：比如灵长类动物、麻雀科的鸟类、花卉、珊瑚，或如本例一样，取不同类型的单纯疱疹病毒，假设它们拥有同一个祖先。

画家族树的时候，科学家会研究所有不同单纯疱疹病毒的遗传物质（DNA），厘清它们的相似性和差异。遗传物质的差异能让科学家获知不同物种在家族树上分化之后经历了多少次变异。遗传物质越相似，分化的时间就越短。有了这些信息，科学家就能绘制出假想的家族树，反映出单纯疱疹病毒的进化过程，从最开始的同一祖先到现如今各种各样的单纯疱疹病毒类型。

感染人类的两种单纯疱疹病毒有不少共同基因。但科学家拿它们和感染黑猩猩的疱疹病毒变种对比之后发现了一个惊喜——Ⅱ型单纯疱疹病毒和黑猩猩的疱疹病毒变种的相似度高于Ⅰ型单纯疱疹病毒，也就是说，Ⅱ型单纯疱疹病毒更有可能是黑猩猩的疱疹病毒变种的近亲。

通过观察Ⅰ型、Ⅱ型单纯疱疹病毒基因编码的异同之处，我们就能判断是Ⅰ型单纯疱疹病毒比Ⅱ型单纯疱疹病毒更早地从黑猩猩的疱疹病毒变种中分化了出来。为了弄清两种病毒何时分道扬镳，科学家必须用到一种叫分子钟的理论。传统的分子钟是指如果选定一种以恒定速率突变的分子，可以是一小段遗传物质，也可以是蛋白质，通过统计两种不同物种中选定的分子有多少差异，科学家就能判断这两种物种是多久之前分化的。

自 1962 年以来，分子钟就在各种动物的血红蛋白（红细胞中携带氧气的蛋白质）变种研究上被应用了。通过统计小鼠和人类血红蛋白的差异，科学家就能判断我们与小鼠在家族树上分化开来的时间，因为突变的速率大致是恒定的。如今，计算机算法提升了分子钟理论的运算效率，科学家研究疱疹病毒的进化就是用的这种方法。

画完家族树，统计好差异，计算出每个分叉点之间的时间间隔，科学家还需要一种方法将这个时间精确化。有了年数，我们还想知道具体的日期。分化是何时发生的呢？如果能确定家族树上某一个或几个分叉点的日期，就很容易找到所有分叉点的日期，因为分子钟已经给出了它们之间的时间跨度。

为了对家族树进行上述校准，我们必须从已知事实出发。化石常用于校准，能为我们提供所属物种的年代信息。病毒没有化石，但为了研究单纯疱疹病毒，我们可以选用早期人类和其他黑猩猩的化石。

原始病毒随着宿主分化成不同物种，而疱疹病毒的宿主（人类和黑猩猩）也有共同的祖先。由此，早期人类和早期黑猩猩的化石，以及之前有关各种灵长类动物何时在家族树上分化的假说，为计算各种疱疹病毒与其宿主共同进化了多长时间提供了依据。

美国科学家提出了一个假说，认为从600万年前，自我们与黑猩猩在家族树上分化以来，Ⅰ型单纯疱疹病毒就伴随着我们。当时，我们和黑猩猩的共同祖先感染了一种病毒，后来这种病毒在我们和黑猩猩体内一同变异进化，形成了现今人类身上的Ⅰ型单纯疱疹病毒和黑猩猩的疱疹病毒变种。

提到Ⅱ型单纯疱疹病毒,科学家认为它是约160万年前,我们的祖先与黑猩猩的祖先接触后感染的——远远晚于二者在家族树上分化的时间。

"天呐!"海伦妮觉得不可思议,"我们那么早之前就开始得疱疹啦?"

"对啊,"我说,"所以不是只有你一人得了这病,自古以来就有人得过了。这种疾病比羞耻感这种情绪出现得都早,甚至比我们人类还要古老。"

"还真是离谱。"海伦妮说。

"我们的祖先从几百万年前就开始得疱疹,起水疱,长溃疡,"我说,"这积聚如山的羞耻感若是让你独自背负,怕是也太沉重了吧?"

海伦妮起身从椅背上拿起外套。我给她开了处方,轻轻握了握她的手,送她离开。

"会好起来的。"我最后说了一遍。

但愿她能信我。

3
无花果和花椰菜
- 谈谈尖锐湿疣 -

为了买奴隶小孩,
拉比尼斯(Labenius)卖掉了自己的花园。
结果身上
长出个无花果园来。

——马提亚尔(Martial),*Epigrams* 卷 7 第 71 首

大腿、胳膊上浓密的汗毛
或许彰显着你的男子气概,
但医生从你光溜溜的屁股上摘除"无花果"的时候,
只会嗤笑。

——尤维纳利斯(Juvenal),*Satires* 卷 2 第 11 首

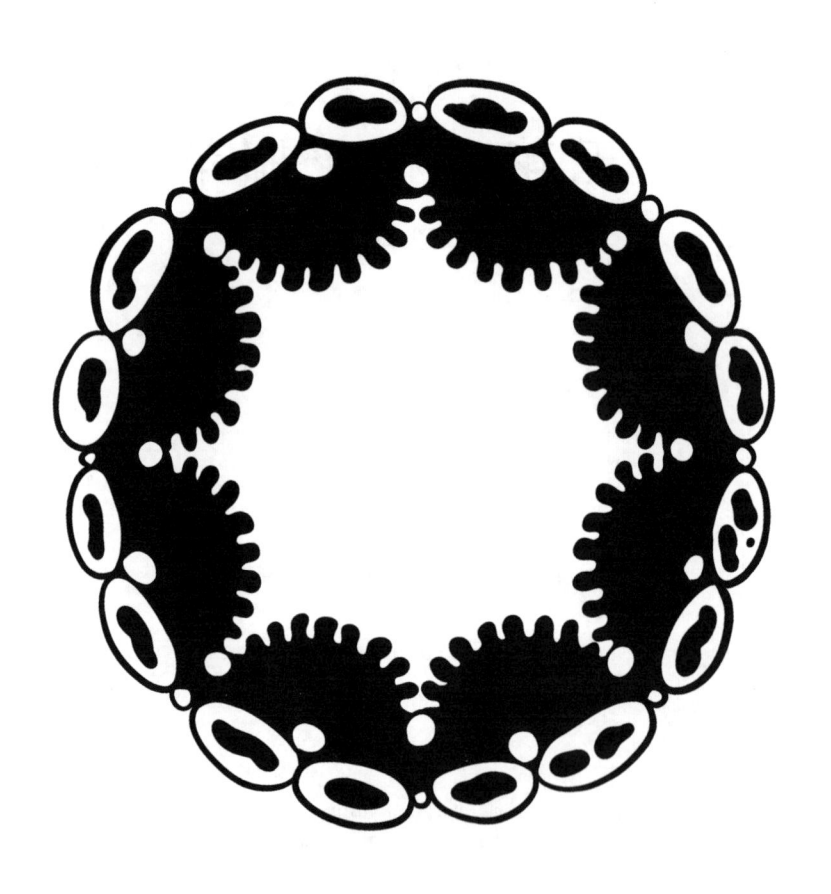

当我还是医学生时就听说，尖锐湿疣长得特别像花椰菜。这个比喻很是恰当，生动描述了它表面结构的形状——零零散散、星星点点，像花椰菜顶端的花球组织一样紧密挨在一起。

让我们回到诊室——今天我没能按时给贡纳（Gunnar）会诊，好在他接受了我的歉意，坐上诊室的检查椅，光着屁股对着聚光灯。大簇的花椰菜状疣聚生在他肛门周围，活像苔藓地上长了个仙女环（指蘑菇圈。在欧洲，传说踏入仙女环的人会早死或被仙女强迫跳舞至死），特别吓人。

"这玩意痒得要死。"他说。

"可不是嘛。"我说。

尖锐湿疣，特别烦人，让人觉得痒且灼痛，又妨碍行动。

"是不是特别吓人？"当我用稀醋酸涂抹疣点时，贡纳问道。

我耸了耸肩，实话说，我不是没见过更糟的情况。

几秒钟后，疣点变白，是稀醋酸的作用。它们的颜色浅了之后，比起一开始粉嘟嘟反着光的样子，更像花椰菜了。借助这个小技巧，找到所有疣点并将其与肿块和皮赘区分开来，就更容易了。

拿食物来形容尖锐湿疣确实比较粗俗，但这种做法并不罕见。公元元年前后，人们曾把尖锐湿疣比作无花果，甚至还写进了当时的讽刺文学作品里。比如本章开篇，马提亚尔和尤维纳利斯的诗中分别描写的"无花果园"和医生笑着从患者光溜溜的屁股上"摘无花果"的场景。

两首诗都暗示了同性恋与尖锐湿疣的联系，读着更像是半开玩笑式的揶揄。据历史学家 J. D. 奥利尔（J. D. Oriel）的考证，古罗马社会对男同性恋并不太有同情心。当时诊所的外科医生在治疗尖锐湿疣的时候甚至用上了火烙铁，就算患者疼得哇哇叫也不为所动，认为这是他们咎由自取——"不走寻常路"，才会染上这种病。

肛交行为确实容易让人在肛周感染尖锐湿疣，但这并不是患病的先决条件。任何人——不管是谁，性取向如何——都有可能患上尖锐湿疣和其他性病。不过贡纳是幸运的，我这既没有火烙铁，也不会觉得他"不走寻常路"就轻视他，哪怕他已经告诉我他只和男性发生过关系。

也许我们会顺理成章地认为，和古罗马时代相比，现在的医生更开明，对待同性恋患者的态度会更积极。可惜现实情况并非如此。有些医生接诊患者时还是会下意识地预设他们是异性恋。这种预设（有时伴随着对同性恋的敌意）在某种程度上限制了性少数群体的医疗途径。

与男同性恋比起来，女同性恋的性健康问题更是几乎被医疗系统给遗忘了，因为她们之间发生关系时不需要避孕，而且许多人认为只要没有阴茎介入就不存在任何风险。

同时，有的男同性恋在接受性病检查时，对自己的性取向羞于启齿，这样同样无法得到对症的治疗。从统计数据来看，男同性恋更容易罹患艾滋病、梅毒、淋病之类的性病，而这些疾病在异性恋群体中也慢慢流行开来，所以医护人员必须抱着"打破砂锅问到底"的态度，问清患者和什么人发生了哪种性行为——如果患者在喉咙或直肠里感染了淋球菌，那么验尿就毫无意义。

难以得到对症治疗的另一原因在于，同性恋与性病感染风险之间的联系加剧了人们对男同性恋的污名化与边缘化。可以这么说：如果20世纪80年代艾滋病席卷美国的时候，感染对象主要是异性恋人群的话，那么艾滋病研究与特效药的开发会比现实中快得多。

"疣是什么引起的呀？"贡纳问。

"感染，"我说，"病毒感染。"

人体的疣是由HPV引起的，这是个包含100多种型别病毒的大族系，其中有几种与尖锐湿疣有关，还有几种与癌症有关。

像疱疹病毒一样，HPV 可以从皮肤（人体外部防线）的破损处进入体内，将基因注入皮肤细胞，促使其快速分裂，形成花椰菜状或无花果状的结构。

和疱疹一样，并不是所有感染 HPV 的人都会出现明显的疣点。这种病毒常见于皮肤和黏膜，可以在不经意间传给别人，其传播非常广泛，有性行为的人一生中有很大概率会感染一次 HPV。不过与疱疹不同的是，HPV 不会永久存留在体内，多数情况下，感染后的一两年内它就能从体内被彻底清除。

"这怎么治啊，有办法吗？"贡纳问。

"当然，你可以放着不管，"我说，"等它们自行消失。"

"可这也太痒了——还长这么大个儿。"贡纳说。

还有一种办法，就是在疣点上涂抹腐蚀性的搽剂或免疫调节性的药膏。后者效果显著，但价格不菲；前者会带来刺痛感，而且要是没对准疣点，还会灼伤正常的皮肤。

"你的疣点长的位置有点尴尬，"我说，"可能不太容易够得着。"

"是啊，"贡纳说，"最好别搽也别抹。"

"咱们可以试试冷冻。"

贡纳竖起两个大拇指以表示赞同。我用毛巾盖住他的腹股沟，取来一罐液氮。

从古希腊名医希波克拉底（Hippocrates）那时起，医生就开始用低温来治疗炎症和疼痛。冷冻术（通过低温消灭不需要的组织）则是于19世纪中叶由英国医生詹姆斯·阿诺特（James Arnott）发明的，当时，他用碎冰和盐的混合物来冷冻并去除可见的肿瘤，这种混合物的温度低至零下24摄氏度。更低的温度能带来更好的治疗效果，而这在今天就容易实现多了。

氮气占空气的78%，高压储存在钢瓶里时就会变成液态。同时，高压会使其温度骤降，液态时的温度能维持在零下200摄氏度左右。冷冻术操作简单、价格低廉、预后良好，只会留下轻微瘢痕或其他皮损。

我将氮气罐接到一个有扳机的汽缸上，上面带有一个细长的喷嘴，可以准确锁定目标区域。

"来吧。"我说，朝小臂试喷了一点液氮给贡纳看，小臂的汗毛凝了霜，像冬日破晓前的草地一样，"咱们试试把疣冻掉，准备好了吗？"

贡纳点点头。

我把喷嘴对准他屁股上一簇又一簇的花椰菜，看着它们冷冻后变白。贡纳会有一丝针刺的感觉，并不是很疼。

"但愿这可以让疣消下去，"我说，"不过哪怕现在消了，之后还可能再长，你可能需要多轮治疗，直到最后完全消失。"

"好的。"贡纳说着从椅子上跳下去。

他从屏风后面穿好衣服，朝门口走去。

门诊进展如此之快,这让我松了口气,现在距离下一位患者的预约时间只推迟了5分钟。我微笑着告诉贡纳——有什么需要可以随时再来。就在他将要开门走出去时,突然停下,转过身来。

"哦对了,"他说,"我还长了点疹子……"

"抱歉,今天的时间到了,"我说,"咱们今天只看疣。"

"能简单看一下吗?"

"抱歉,"我说,"恐怕不行。"

对贡纳而言,作为专业医护人员的我拒绝帮他看皮疹,或许有点莫名其妙。但我必须把精力用在诊所提供的专科服务上。作为性健康诊所的医护人员,检查皮疹、压力性骨折、咽喉炎之类的与性健康无关的疾病,只会浪费我的时间。

"好吧,"他说,"那我预约我的家庭医生好了。问题是以前从来没在手掌上起过疹子,这让我有点好奇是怎么回事。"

"长在手掌上了?"

"是呢,"贡纳说,"您看。"

他把手伸到身前让我看。

我脖子上的汗毛都竖了起来。

"您看这是什么问题?"

"你身上不会还长过圆形的硬疮吧?"

"确实长过。"贡纳说。

"在阴茎上?"

"对,"贡纳说,"当时也不疼,它自行消了,我就没再多想。"

"完蛋。"我说。

"怎么说?"贡纳问。

"坐回去,"我说,"让我看看你的疹子。"

4
一晌贪欢，终生后悔
- 谈谈梅毒 -

噫！还有哪个无鼻人俱乐部，
得见如此宽厚善良之人！
可惜啊！现在他已堕入死亡深渊，
阴曹之下，不论君王还是奴才，又有谁能保得住鼻子？

——爱德华·沃德（Edward Ward），
The Secret History of London Clubs，1709 年

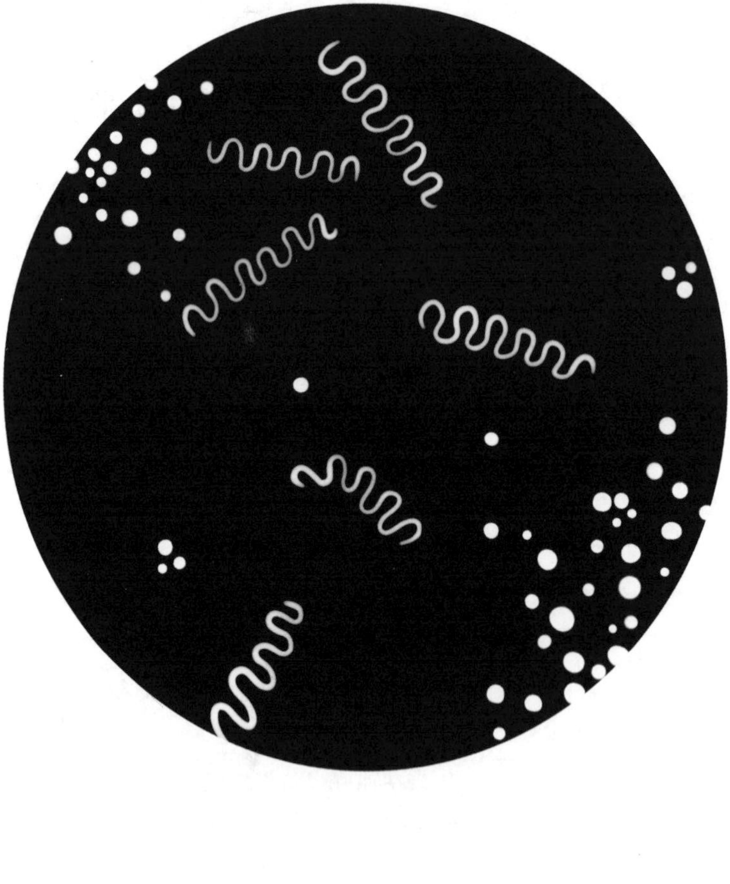

"梅毒？"贡纳惊讶极了，他犹疑了片刻又说，"但这不已经是过去式了吗？"

"你是说和肛周的尖锐湿疣比起来，早就有这种疾病了吗？"

"不是，我以为人们早就不得梅毒了。"

"如果真是梅毒，"我说，"那你还真挺特殊的。挪威一年梅毒感染也就不到 200 例。"

"听您说得我像个濒危动物似的。"贡纳不动声色地答道。

我在他的小臂绑上压脉带，让血管像蛇一样从皮下暴起，用采血针刺入其中一根，暗红的血液便涌入了真空采血管，接下来我会把它拿去化验。

"结果出来之前，你要是和别人发生了关系，那就只能靠上天保佑了。"我一边说，一边拿棉签压住他肘窝的出血点。

"那可说不准。"贡纳说。

"怎么讲？"

"得看结果出来的快慢了。"

"跟你说正经事呢，"我说，拿起装着血样的试管，上下轻轻颠倒。贡纳再次起身穿上了外衣。

"开玩笑啦，"他说，"我发誓，绝不会传染给任何人。"

"法国病"

距今天贡纳展示手上皮疹的几百年前，确切地说是1494年，年轻的法国国王查理八世（King Charles Ⅷ）正率军南下，其麾下有25 000多名士兵。这支贪图享乐的部队还随军携带了大量妓女[①]，许是想在打仗的间隙解解闷。据史书的记载，查理八世身形佝偻、放浪形骸，"是个精神有问题又驼背的好色之徒"。我不禁想，在这些特质中，只有驼背这一条不影响他当国王。

当时，查理八世正奔赴意大利的那不勒斯城，计划靠武力夺取那座城市。战争的起因是教皇英诺森八世（Pope Innocent Ⅷ）背信弃义。他曾鼓动查理八世从那不勒斯国王费迪南德一世（King Ferdinand Ⅰ）手中夺取那不勒斯，因为费迪南德一世很少向圣城交税。但是，哪怕只看过一集真人秀 Paradise Hotel 你也会明白——联盟和密谋从来都算不得数。费迪南德一世后来和教皇

[①] 在当时时代背景下，也许叫"性工作者"更合适，但这个词更适合那些具有一定自由意志和权利的女性。15世纪随军出征的女性并不具备这些特征，所以我用了"妓女"这个词。——作者注

又冰释前嫌，于是教皇决定不把那不勒斯让给查理八世了，但是为时已晚。查理八世决心占有这块被允诺的土地。费迪南德一世除了集中手下（数量远不如对方）的士兵在这位年轻的驼背国王率军冲向那不勒斯城门时默默祈祷之外，别无选择。

战争如火如荼。在那不勒斯街头，士兵们相互搏杀，也与妓女欢爱，为疫病灾难的暴发创造了教科书式的条件。仿佛还嫌战争不够惨烈，一种可怕的新型疾病出现了——梅毒从此登上欧洲历史的舞台。

意大利的医生从未见过此类病症。患者皮肤上长满了疖子和巨大的溃疡，他们说这比麻风、象皮肿还要糟糕！这种最终被证实与性行为有关的疾病，夺去了数以千计的生命。

查理八世一度成功占领了那不勒斯，但意大利随后集结部队驱逐占领军，查理八世被迫撤退。战争的损失加上这种可怕的新型疾病的双重打击，使得这位法国国王最终不得不退却。4年后，也就是1498年，查理八世突然逝世。几百年前究竟发生了什么，我们无从而知，但我们怀疑这种骇人的疾病是他死亡的主因。

然而，这场苦难并没有随着法国国王的去世而结束，而是变成了一种流行病，就像蛆虫在腐烂的尸体上蠕动一样在欧洲蔓延开来。关于它的起源以及暴发原因众说纷纭，有人认为这完全是上帝的惩罚，还有一些人，将这场苦难归咎于经期女性与猴子的亲密行为。

15世纪，体液病理学（亦称盖伦医理学派）依然盛行。根据这种观点，人体由四种液体构成：黄胆汁、黑胆汁、血液和黏液。体液一旦"失衡"就会催生疾病，而这种失衡可能是由星座运行到不吉利的位置引起的。某些群体认为：火星和金星对齐会带来不幸，这才是对梅毒流行的合理解释。不信占星术的人对此嗤之以鼻，认为维纳斯才是罪魁祸首。

维纳斯是象征爱情的古罗马女神，英文中性病的旧称为"venereal disease"，词源正是取自她的名字。尽管这个词现在已经很少使用了，但性病学的英文仍为"venereology"，性病学专家为"venereologist"。

可怜的维纳斯成了替罪羊，或者说是一群替罪羊中最知名的那个。当时的医生几乎全是男性，其中一些人会把女性当作疾病的根源和超级传播者，而不是患者本身。"一夜与维纳斯相伴，终生与墨丘利（Mercury）同行"，这句俗语不但反映了当时人们对神罚的笃信，也反映了社会对女性的看法。其中表达的意思再清楚不过了：与爱神共度春宵可能会给你招来梅毒之苦。句中的墨丘利是古罗马的另一个神，恰好与汞元素同名，而几个世纪以来，人们一直用汞来治疗梅毒。

之所以用汞来治疗是因为它能刺激唾液、汗液分泌，这与体液病理学疗法的理念不谋而合——若是某种体液过多，可以试试排出过剩的部分。当时，医生治疗梅毒时极其重视排汗，他们会把患者关在让人极不舒服的桑拿房里，从头到脚涂上含汞的药膏，可能是为了催生某些附加效果。

每当灾难来临，人类似乎都会萌生一种深层的需要，那就是得找某个人、某件事来当替罪羊。确实，我们热衷于责备他人，这种责备在首次梅毒暴发期间被推向了极致。意大利人称梅毒为法国病，法国人则称之为意大利病或那不勒斯病。而邻国间的敌意远未止步于此：德国人和英国人也称之为法国病，东斯拉夫人称之为波兰病，波兰人称之为德国病，丹麦人、北非人和葡萄牙人称之为西班牙病，奥斯曼人则称之为基督教病。后来，梅毒越传越远，从欧洲传播到了亚洲，大多数亚洲人则开始（理所应当地）责怪欧洲人。

梅毒也曾被称为性瘟疫和大天花，用以区分普通的天花。医学界称它为"了不起的伪装大师"，盖因其症状芜杂繁多，容易被当成其他疾病。梅毒这个名称直到 19 世纪才开始被广泛使用，最早出现于 1530 年——当时，既是医生也是诗人的吉罗拉莫·弗拉卡斯托罗（Girolamo Fracastoro）创作了一部三卷本史诗，题目是拉丁文，写为 *Syphilis, sive morbus gallicus*，意思是"梅毒，又名法国病"（弗拉卡斯托罗是意大利人）。史诗讲述了希腊神话中可怜的西菲勒斯（Syphilus）的故事，西菲勒斯是个牧童，因为敬拜国王而不敬畏神，冒犯到了太阳神阿波罗（Apollo）。作为惩罚，阿波罗降下了一场可怕的瘟疫。受这个故事启发，吉罗拉莫·弗拉卡斯托罗就以西菲勒斯的名字命名了这种疾病（即梅毒，Syphilis）。

送检贡纳的血样没过几天，化验结果就证实了我的猜测。

"你还真算个稀缺物种了，"我在电话里转告他化验结果，"确实是梅毒。"

几个月前某个难忘的夜晚，一种奇特的螺旋形微生物穿过他龟头黏膜上的一处破口，成功侵入他体内。这种微生物就是梅毒螺旋体（*Microspironema pallidum*）——看着有点像薯卷，但远没有薯卷那么美味。它还有个好听的名字，叫苍白密螺旋体（*Treponema pallidum*），可以通过多种匪夷所思的方式置贡纳于死地，不过通常要等很久之后才会在他体内发作。

"梅毒在 16 世纪的致病性要强得多，"我解释道，"那时候人命如草芥，说没就没了，而现在的情况已经没有过去那么可怕了。"

"您是想安慰我吗？"贡纳问，"可我并没有一丝丝安心的感觉啊。"

"情况可能会更糟，现在已经很好了，"我说，"你不会有事的，只要过来接受治疗，一切都会好起来的，你已经非常非常幸运了。"

情况可能会更糟

19 世纪中期的法国性病学家菲利普·里科德（Philippe Ricord）医生将梅毒的病情分成了三期，这一分类至今仍在被使用。

贡纳已经经历了梅毒一期，阴茎上长过一块软骨样溃疡，不痛不痒，之后便消失得无影无踪。溃疡的形状像个小火山坑，仿佛他的内裤里发生过陨石坠落，而非染上了疾病。这种溃疡被称为硬下疳或梅毒下疳，感染部位通常包括生殖器、口腔和直肠，当然理论上也能出现在其他任何位置上。

1927年，一项病例研究表明，我们当中有许多人在洗手这方面的卫生意识还有待加强，尤其是医生。研究者描述了3例鼻孔里长硬下疳的患者，其中一位本身就是医生，他能清楚地记得自己检查完一组患者之后，没洗手就挖了鼻孔。

还有几位医生也是因挖鼻孔而染上梅毒。有位医生看了这项研究表示："终于有人关注到梅毒和挖鼻孔之间的联系了，我很欣慰。"他自己就认识两个因挖鼻孔而染上梅毒的医生，借此向那些喜欢忘乎所以地用脏手到处抓挠的医学生和年轻同行们发出了警告。

到了梅毒二期，病原体开始从病灶向身体更深处转移，通过血管扩散到体内各处的犄角旮旯。

一旦免疫系统对病原体入侵做出反应，患者就可能出现发热等流感症状，并伴随着体重下降。此后，病情会根据病原体聚集并引发炎症的位置不同而有所差异，可能影响到内脏、中枢神经系统、骨骼肌系统和皮肤。基于此，梅毒是"了不起的伪装大师"的这个说法特别贴切，因为它可以伪装成其他疾病来瞒天过海，特别容易被人忽视。

二期的典型症状是皮肤问题。病原体会造成皮下毛细血管的炎症，表现为各种奇怪的皮疹。其中最常见的是玫瑰疹——一种大面积覆盖身体表面的淡粉色斑点。在短篇小说集 *A Young Doctor's Notebook* 中，作家兼医生的米哈伊尔·布尔加科夫（Mikhail Bulgakov）将其称为"带斑点的皮疹"（在一篇同名故事中，"The Starry Rash"）。有的患者会发现皮肤上全是充满液体或脓浆的结痂或痤疮样疹点，有的人（正如贡纳）会在手掌和脚底长皮疹，而这种症状在其他疾病中比较少见。

二期结束后，病情就进入了潜伏期。潜伏期可能持续 1~30 年，患者对此毫无察觉，但这并不意味着万事大吉，病情可能会复发。届时，身体的免疫系统为了应对梅毒螺旋体，会产生强烈的炎症反应，而这对身体自身的伤害比对梅毒螺旋体的还要大。此时，病情就进入了三期，情况就真的很严重了。

炎症可能会损伤主动脉和心脏瓣膜，形成所谓的心血管梅毒，对机体造成严重损伤，甚至致人死亡。比方说，主动脉壁可能会变薄，像气球一样一碰就破，最终引发动脉破裂，导致患者胸腔内出血，一命呜呼！

如果梅毒影响的是中枢神经系统，就会出现神经梅毒，这可能是梅毒类型中最具传奇色彩的一种了。神经梅毒最常见的两种症状是脊髓痨和麻痹性痴呆。不过，鉴于中枢神经系统异常复杂，受到病毒攻击的位置不同，出现的问题也不一样。

麻痹性痴呆这个瘆人的名字也反映了其严重程度。它是一种常伴有妄想和躁狂症状的痴呆。

长期以来，文学家和医生一直在争论：在易卜生（Ibsen）的剧作 Ghosts 中，艺术家奥斯瓦尔德·阿尔文（Oswald Alving）究竟得了什么病。人们普遍认为他得的是神经梅毒，更确切地说就是麻痹性痴呆。

在易卜生出版该剧作的 1881 年，人们普遍认为，即使母亲没病，梅毒也可以由父亲传给儿子。1529 年，德国医生兼炼金术士帕拉塞尔苏斯（Paracelsus）首次提出梅毒是遗传病，且是从父亲那里遗传的观点。现在我们知道，先天患梅毒的婴儿是从患病的母亲那里（怀孕或分娩期间）染上的。梅毒可以是先天性的，但不能遗传。易卜生和他那个时代的其他艺术家并不知道这一点。

在 19 世纪，梅毒还被赋予了额外的象征意义。先天性梅毒预示着孩子从父亲身上继承了罪恶。挪威表现主义画家爱德华·蒙克（Edvard Munch）在画作 The Inheritance 中也探讨了这个主题。他的画中描绘了一个正在哭泣的女人，膝上躺着一个面色苍白、胸口起着红疹的新生儿——表明这孩子患有梅毒。当时，蒙克因为在画作中表现令人不齿的性病而遭人诟病。据说，有一次他去了巴黎圣路易斯医院，在那里他亲眼看到了梅毒患者及其家人的惨状，从而获得了这幅画的灵感。

为了更好地了解麻痹性痴呆，让我们移步到 1889 年 1 月 3 日的意大利都灵市，去往那个阴风怒号的城镇广场。鹅卵石上覆盖的积雪被踩成了泥。有个暴躁的车夫正抽打着拉车的老马,嘴里可能骂了句"真是服了",但在狂风中听不真切,况且意大利语也不是我的强项。

车夫骂骂咧咧地赶着马往前走,泥泞中跑出来一个男子,外套像一面旗子在身后飘扬。他疯狂地挥舞双臂,想要吸引车夫或是那匹马的注意,似乎急需搭乘马车。

我花了好一会儿才认出来,原来是著名哲学家弗里德里希·尼采(Friedrich Nietzsche),"杀不死你的都会让你更强大"这句名言正是出自他之口。好吧尼采,咱们看看事实是否果真如此。他的小眼镜歪歪斜斜地挂在鼻子上。不对!你看!现在它掉到了地上,消失在了一摊烂泥里。他那标志性的大胡子也因缺乏梳理而乱七八糟。

车夫呆立在那儿,打量着这个奇怪的客户,马儿也微微向前翻着耳朵。尼采跑到他们跟前,一把推开车夫,抓起鞭子扔到地上,然后用手臂环住马颈哭起来,眼泪淌进了粗硬的马鬃里。

"你要干什么?"车夫大喊。但尼采要么是意大利语和我一样差,要么是没心思答话,只是紧紧抱着马,在那里啜泣。

尼采在都灵市广场上崩溃的场面后来无人不晓,而这便是他走向生命终结的开始。从那以后,尼采再也没有写过任何哲学作品,只是给朋友和熟人寄了无数封歇斯底里的信和明信片。很快他就失去了自理能力,所剩不多的日子都在医院和妹妹家度过。前来看望他的人看到他蜷缩在角落里,喝自己的尿,还把粪便涂满自己的身体，周围也被抹得到处都是。11年后，他就告别了尘世。

当时的医生说，尼采的死因是麻痹性痴呆。在他去世两年后，一位神经精神病学家公开了诊断结果，认为尼采的中枢神经系统遭到了梅毒侵袭，早在1881年，也就是他在都灵市广场发作的8年前，就已经开始表现出精神错乱的躁狂症状。

19世纪的医生对神经梅毒司空见惯。根据当时一位法国梅毒专家的说法：在19世纪末，巴黎有15%的人口感染了梅毒螺旋体，这给医生提供了大量练手机会。此外，据说尼采也承认自己患上了梅毒。不过这种说法现在仍有争议。

尼采死后，许多历史学家和临床医生对他的癫狂行为给出过其他解释，包括双相情感障碍、血管性痴呆、慢性脑肿瘤等各种诊断。寻找真相的过程诚然让人乐在其中，也非常重要，给尼采做检查的医生说不定真可能弄错了。但如果这位伟人不是死于梅毒，人们是否还会有如此兴致去寻求其他可能的答案呢？

尼采并不是唯一一个在由梅毒引发的痴呆和狂乱中与世长辞的名人。美国黑帮头目阿尔·卡彭（Al Capone）在前老板开的妓院里"验货"之后，显然也染上了梅毒。他没有接受治疗，而是放任自流（危险行为，请勿模仿）。在生命的最后几年，他经常和看不见的客人交谈，还在自己的庄园里寻找秘密宝藏，平时总是穿着睡衣，背着鱼竿。虽然他是第一批接受青霉素治疗的神经梅毒患者，但治疗得太晚了，他的大脑已经严重受损，医生们宣布他已经变成了一个拥有成人躯体的 12 岁孩子。最后他只活到了 48 岁。

你可能会以为麻痹性痴呆已经是过去的事了，可惜情况并非如此。2011 年，一位比利时研究员发表了新型梅毒相关病例的论文。

患者是一名 36 岁的格鲁吉亚公交司机，长期以来好勇斗狠，自制力差。因为他以前是个酒鬼，给他做检查和治疗的医生就把问题归结到了酗酒上。然而，他在看医生的两年前就已经戒酒了，问题却还在不断恶化。医生最终给他做了梅毒检测，结果呈阳性，于是开始用青霉素给其治疗，但是为时已晚。一张磁共振成像片显示，这位不幸的公交司机的大脑中有一部分（准确地说，是负责控制行为及冲动的额叶）已经萎缩了。

同时，麻痹性痴呆在挪威遭到了忽视。挪威医学会期刊 *Tidsskrift for Den Norske Legeforening* 上的一篇文章显示，20 世纪 90 年代，挪威一间精神科急诊病房里发现了 3 例神经梅毒病例。作者警告说，这样的病例很容易被忽视。首先，当时的医生很少具备看这种病的经验，毕竟它很罕见。其次，梅毒依然是个"了不起的伪装大师"。

如果梅毒摧毁的是脊髓而不是大脑，患者就会患上一种叫作脊髓痨的症状——福尔摩斯之父、内科医生阿瑟·柯南·道尔爵士（Sir Arthur Conan Doyle）的博士论文研究的就是这个主题。

脊髓集合了许多神经纤维，能将信号从大脑传送到身体，或从身体传送到大脑。得了脊髓痨，将体感传递到大脑的神经元会遭到攻击，神经会失去髓鞘——将神经隔离开的一种起保护作用的脂肪层，结果就会产生剧烈的疼痛，据说就像刀割一样。

法国作家阿尔丰斯·都德（Alphonse Daudet）就患有脊髓痨，痛不欲生的他只能靠吗啡来缓解。他写过一本日记，记录了自己的症状。这本日记在他死后出版，名为 *La Doulou*，书名倒是很贴切，读着也确实让人毛骨悚然。

"每天晚上，胸腔都会因剧痛而产生痉挛，我坐在床上读书，很久很久——这是我唯一能忍受的姿势。我就像年老又受伤的堂吉诃德，穿着盔甲坐在树脚下。"

"仿佛有一圈铁甲刮擦着我的下背，像热炭一样灼热，针刺一样疼痛。"

情况可能比想象中还要糟糕

纵观梅毒病史，令人痛心的地方在于，有时治疗对患者的伤害和疾病本身一样大。

我们现在用其他物质代替水银来制作温度计是有原因的。水银会损害皮肤、黏膜和内脏器官（也可以说对整个人体都有伤害），让本应附着在身体上的牙齿、头发等组织纷纷掉光，还会对大脑和脊髓造成极为不利的影响，比如严重的精神、神经异常。

"疯帽匠"这个说法并不是源于《爱丽丝梦游仙境》里那个滑稽的角色，而是源于一种在帽匠群体中普遍流行的综合征，"疯帽病"。

帽子通常是用兔毛、海狸毛打成的毡所制成的——用含水银的溶液进行处理后，再将其粘在一起。帽匠忙着做帽子的时候会吸入有毒的水银蒸气，而这些蒸气会损害他们的大脑，把他们变成所谓的"疯帽匠"。

尽管有这么多可怕的副作用，水银却一直被用来治疗梅毒，直到20世纪的前十年。可悲的是，当时并没有有效的替代疗法，而梅毒又可能导致残疾和死亡，所以人们必须做点什么。

19世纪50年代，卡尔·威尔海姆·伯克（Carl Wilhelm Boeck）教授担任克里斯蒂安尼亚（挪威首都奥斯陆的旧称）国家医院皮肤科主任，是极力寻求水银治疗的替代疗法的人之一，他写了几本关于梅毒治疗的书，认为水银治疗是个"大问题"。

伯克应用并改良了一种叫"梅毒接种法"的疗法，这种疗法最初是由法国医生奥兹亚斯-图伦尼（Auzias-Turenne）发明的。背后的原理是：梅毒可以通过触发身体的防御机制来治疗，即一次又一次地给已经染上梅毒的患者注入更多梅毒，直到身体战胜梅毒为止。

伯克会在患者皮肤上切开一个口子，然后注入从其他患者身上提取的梅毒溃疡脓液。每次注射后，患者的皮肤就会长出更多疼痛难忍、充满脓液的溃疡，有时能有几十个，多的时候甚至能有100多个。伯克观察到，随着每次注射，溃疡的持续时间会逐渐缩短，他认为这就是梅毒接种法起效的证据。

伯克喜欢做实验。他的梦想就是不断提高注射给患者的脓液的效力，不过从他写的关于梅毒研究的 *Erfaringer om syphilis* 一书来看，他的研究方法有点随性，脓液配方千奇百怪。

在给患者注射之前，他试过把脓液和各种能想到的药物一一混合起来，还试过把脓液晒干后重新加水，或是加热、冷冻，甚至通电。他还做过一个特别恶心的实验，在脓液中分别混入了50滴、100滴、200滴尿液。显然，加入50滴、100滴的实验"成功"了，患者长出了更多令人疼痛的溃疡；而加入200滴的那组，他注射给了一个"不幸"的女患者，在她的两只大臂上各注射了3次，可惜混合物太稀薄了，她根本没长出任何溃疡。伯克并没有说他是从哪里弄来的尿液，不过这也不难猜。

伯克还做了一些奇怪的动物实验。有一次，他把脓液注射到一只猫的皮下，在伯克坚持不懈地多次尝试后，这只猫终于被感染了，耳朵后面长出了一个溃疡。后来这只猫生出了健康的小猫，他给它们也注射了脓液，等小猫长出溃疡之后，又从它们身上提取出脓液，再注射到几个患者身上。但这么做究竟有什么好处，着实令人摸不到头脑。

19世纪的医生并不太在意患者的隐私权。伯克的书里记录了许多患者的个人信息，比如姓名、出生日期、职业等。在关于梅毒接种法研究的 Syphilisasjonen studert ved sygesengen 一书中，有位名为卡伦·多罗西娅·奥尔德斯达特（Karen Dorothea Oldsdatter）的20岁女患者，她是位"应召女郎"，或者说性工作者，和克里斯蒂安·克罗格（Christian Krohg）在小说 Albertine 里虚构的同名女孩大约生活在同一时代。

1853年2月20日，卡伦来到医院找伯克看病。这是她第三次来到这间诊室。那时候，克里斯蒂安尼亚的卖淫女都必须接受"警医"的强制体检，就像克罗格在画作 Albertine in the Police Doctor's Waiting-Room 中描绘的那样，她们的从业细节，包括何时被捕，都会被记录在一个公开的登记簿里，叫作"应召协议"。如果疑似染了性病，当时的卫生法规会强制她们住院接受治疗。卡伦是住院当天被捕的，看来是得了性病了。

伯克给卡伦做检查，看到她皮肤上起满了粉色的小疹子，像晴朗夜空中的星星。他问她身上是否出现过无痛的软骨样溃疡——就像我问贡纳一样，卡伦说没有，但伯克还是诊断她患有梅毒，并开始给她施行梅毒接种疗法。

可怜的卡伦在伯克的诊室里待了整整6个月。在这期间，伯克给她注射了175次脓液（但愿这些脓液里都没有掺尿），其中至少有一次是从一个患者身上提取的，而这个患者被注射了前面提到的小猫的脓液，后来才起了溃疡。

最后，伯克认为卡伦康复了。他记录："她的整体健康状况非常好，可以病愈出院。"

伯克认为梅毒接种法是一种神奇的疗法，他的实验启发了欧洲其他地方的医生，他们也开始用它来治疗自己的患者。

只不过有个"小问题"：这种疗法并不起作用。患者并没有摆脱梅毒，健康状况也没有得到丝毫改善。

我们可怜的卡伦被伯克宣布康复之后，又多次复发住院。最终，她从记录里消失了，没有任何资料能告诉我们她究竟发生了什么，不知道她后来是完全康复，还是死于梅毒。无论结局如何，她都不是唯一一个复发的人。由于梅毒接种法毫无效果，大多数医生用了一段时间以后就放弃了，又继续使用水银。然而，固执的伯克却依旧为这种疗法的"奇效"辩护，直到他去世。

现在，我们不仅知道梅毒接种法不起作用，还知道它为什么不起作用，还可以从伯克的书中知道他在努力治疗梅毒的过程中，可能无意间给患者染上了另一种性病。换言之，梅毒接种法有点像试图用霍乱弧菌治疗鼠疫，伯克自己则表示："任何人一旦有机会做贡献，就必须全力以赴。"

梅毒会产生叫作硬下疳的软骨样溃疡。还有一种溃疡会引起疼痛，且充满脓液，这种溃疡是由细菌感染引起的另一种性传播疾病（下文会介绍），叫作软下疳，它并不是梅毒感染所致。

直到1889年，医生们都以为硬下疳和软下疳均是由梅毒引起的。其实长期以来，他们一直以为淋病、梅毒、软下疳和一种叫作性病淋巴肉芽肿的沙眼衣原体感染都是同一种疾病。苏格兰医生约翰·亨特给自己注射淋病患者的分泌物，就是想证明这一点。

毫无疑问的是，在伯克的年代，这两种下疳外观上的区别已经广为人知了。他在一本书里写道："软下疳的脓液非常适合做梅毒接种法，它可以催生出数不尽的新溃疡，硬下疳却没有同样的效果。"

引起软下疳的细菌叫作杜克雷嗜血杆菌，于1889年首次被发现，也就是伯克去世的第15年。而引起梅毒的叫作苍白密螺旋体，于1905年首次被发现，这种细菌特别细，很难用普通的显微镜观察到它，必须得用暗视野显微镜才能看到细菌在黑暗中闪烁的细长螺旋——这有点像在漆黑的屋子里把窗帘拉开一道缝儿，然后你突然看见空气中飘浮的尘埃。直到1906年，才有了验血诊断梅毒的办法：沃塞曼反应。

我想大多数人都会认为，伯克用猫和尿液做实验，实在是有些过分。不过这也是过去那些医生基于当时的认知水平所做出的合理尝试，用今天的眼光去评判、讽刺他们并不可取，甚至有些可笑。假如梅毒和软下疳真是同一种病，就像伯克认为的那样，梅毒接种法说不定真能起作用。我愿意相信伯克是出于好意而使用这种办法的。在他眼里，梅毒接种法是"一线希望"，他太渴望说服其他医生，告诉他们梅毒接种法能取代水银去治好患者了。

梅毒接种法随着伯克一起进了坟墓，但医生们仍觉得水银疗法不尽如人意。1875年伯克死后，皮肤科主任医师的位置传给了另一个相同姓氏的医生，他叫凯撒·伯克（Cæsar Boeck），也是前者的侄子。和叔叔一样，凯撒不认同多数医生治疗梅毒的方法。但他也不认同自己的叔叔。他没有采用梅毒接种法，而是决定让患者躺在医院里，什么也不做。

这听起来可能有点冷酷无情，但想想目前已有方案的治疗结果，一个是水银中毒，另一个是溃疡之苦，放任自流似乎也成了明智之举。凯撒坚信人体具有自愈能力。在他看来，营养丰富的食物和充足的睡眠是促进自愈的关键，于是他坚持让皮肤科的患者们尝试在这两方面保持良好状态。

1891—1901年，将近2 000名梅毒早期患者到凯撒这里问诊。凯撒将不同阶段的患者症状、死因和尸检时的所有发现都记录并保存了下来。

1955年，人们重新审阅凯撒的笔记，并将所有内容结集出版，题为 Oslostudien om ubehandlet syphilis，至今仍在被引用。如果没有凯撒的患者，我们就永远不会知道让梅毒自行发展而不进行医学干预，会产生怎样的后果。

这些资料显示，实际上高达60%的梅毒患者实现了自愈，剩下的人则患上了肌肉骨骼并发症、心血管疾病或神经梅毒。有的人因梅毒而死，有的则带着这种病寿终正寝，还有人同时患有肺结核等其他疾病，并因其他疾病而死。

凯撒的资料收集工作一直持续到 1910 年。随着一种新药面世，他悚然放弃了不干预疗法。这种新药就是砷凡纳明和后来的新砷凡纳明，它是一种砷的化合物，能杀死梅毒螺旋体，对身体的损害也比水银小。但有了它也不是高枕无忧了。虽然比起水银，砷要好很多，但它毕竟是砷啊！从推理小说女王阿加莎·克里斯蒂（Agatha Christie）的书中，我们已经看到太多用砷杀人的故事了。

后来，苏格兰医生、细菌学家亚历山大·弗莱明（Alexander Fleming）给梅毒治疗的历史带来了戏剧性的转折。他在研究葡萄球菌的时候有了一项奇妙的发现（葡萄球菌是一种细菌，可以引起从常见扁桃体肿痛到致命的败血症等各种病症）。

弗莱明或许称得上是出色的科学家，但他的实验室并不算整洁。1928 年 8 月，他和家人出去度假，不小心把一叠装有葡萄球菌菌落的培养皿落在了实验台上。严格来说，他这种丢三落四的性格并不适合在实验室工作。不过，这次疏忽却带来了意外收获。新鲜的空气加上适宜的温度，给其他微生物提供了侵入培养皿的可乘之机，也给度假归来的弗莱明带来了一项惊人的发现：有一个培养皿里长了一团青霉菌，其周围的葡萄球菌都凋亡了，而且，剩余的菌斑也变得苍白而虚弱。弗莱明一眼就看出，一定是霉菌里的什么东西杀死了葡萄球菌。他用霉菌提取物对其他有害细菌进行了测试，欣喜地发现霉菌具有广谱、高效的抗菌能力。弗莱明就这样机缘巧合地发现了青霉素，这也是世界上第一种抗生素。我们所有人（尤其是贡纳）都应该为此感到庆幸。

"好久不见。"我一边说，一边把贡纳领进诊室。他和上次一样，坐到了同一把椅子上。"最近还好吧？"

"最近脑子里装了不少事。"贡纳说。

"都在想些什么呢？"

"比如精神失常啊、脊髓炎啊、剧痛啊，"贡纳说，"还有开放性溃疡、恶心的皮疹、心脏病、早亡之类的。"

"你这是一直在担心病情呀？"我问。

他耸耸肩："要是只得了尖锐湿疣就好了。"

"幸运的是，"我说，"你提到的这些都不会发生，咱们有对策。"

"谢天谢地！"贡纳说，"什么办法？"

"青霉素，"我说，"得往屁股上打一针。"

"哦，打针是得打屁股，"贡纳说，"可是不能只吃药吗？"

"必须得打针，"我没松口，"这是种储库型注射剂，就是把大剂量的药物注射到肌肉里，再缓释到血液系统。没人喜欢打针，但不打针，情况可能会……"

"……更糟，"贡纳抢着说，"对吧？"

"是啊，"我说，示意他坐到检查床上，"顺便提一句，过去有人用疟疾治疗过梅毒，听说过吗？"

"为什么呀？"贡纳问。

"因为梅毒螺旋体一受热就会死亡，"我说，"而疟疾能让患者发热。"

"天呐！"贡纳叹道。

我叫他把裤子拉下来，我手里拿着注射器，里面装的不是脓液、水银，也不是砷和疟疾患者的血液，而是浓白色的青霉素。针头扎进贡纳的臀肌，我缓缓按下推杆。

"这种药必须慢慢注射，"我说，"倒不是故意刁难你什么的。"

"好吧，好吧。"贡纳应道。

我抽出针头，压了根棉签上去——大功告成。

"这就完事了吧？"贡纳一边问，一边翻身下地，提起裤子。

"对，"我说，"不过还得再打两针。下周一次，下下周一次。然后就彻底好了。"

"您不是在开玩笑吧，"贡纳说，"还得打两次？"

"没办法，"我说，"必须打。"

"否则情况可能会更糟。"贡纳说着，皱了皱眉头。

"是呀，"我说，"本来你可能连鼻子都保不住。"

"那您可真是我的大救星。"贡纳说。

"可不是嘛，"我边说着边送他往外走，"祝你早日康复，咱们下周再聊。"

无鼻人

在短篇小说集 *A Young Doctor's Notebook* 中一篇名为"The Starry Rash"的故事里,米哈伊尔·布尔加科夫描写了一个医生与梅毒患者的对话,这个医生的原型就是布尔加科夫本人。当时,患者不明白情况有多严重,让医生感到无可奈何,于是不得不说重话来吓唬他,好让他重视起来。

"我已经不怕吓到他了,反而怕说得不够严重,甚至暗示他连鼻子都有可能不保。"

这倒不是信口开河。人体所有组织都依赖血液中携带的氧气,若是梅毒螺旋体引起血管炎症,组织就可能失去氧气供应,进而出现缺氧和溃烂。15世纪末的梅毒大流行让人们看到,大片开放性溃疡如何把患者的脸变成了万圣节面具。鼻子尤其脆弱,特别容易出现缺损,让许多梅毒患者无处遁形。

早在16世纪,患有梅毒的人们就开始使用木质、铁质的假鼻子。带着块用钢铁或桃花心木做成的假鼻子露面,多少显得有点不太美观,但这总比没有鼻子强。这些假体一般会安装在有色眼镜上,因为梅毒引发的眼部炎症让有些患者对光比较敏感。

公元前六七百年,印度医生苏许鲁塔(Sushruta)首次用手术重构了缺损的鼻子。他发明了一种技术,能用患者额头上的一块皮肤来构建新鼻子。苏许鲁塔和他的门生都非常有创造力,探索了重构鼻子、耳朵、生殖器的方法。当时印度社会的刑罚动辄就会割下人体器官，而这似乎给他们提供了不少实践的机会。

直到19—20世纪，这些印度的古老方法才被欧洲医生发现并应用起来，直到今天，整形外科还在沿用类似的方法。要给梅毒患者做新鼻子，最常规的办法就是从大臂内侧切开一块方形的皮肤，但不完全切断，使其一端仍连着大臂，另一端缝在鼻子的位置上。患者不得不让大臂贴着脸待上几个星期，直到脸上其他部位的皮肤和新鼻子之间建立血液循环。如果一开始就把皮肤完全从大臂上割下来，它就会因缺乏血供而坏死。

没有鼻子的生活一定很寂寞。失去鼻子留下的空洞就像灯塔一样，警告路人要跟无鼻人保持一定距离，以免靠得太近而发生"触礁"。除此之外，患者还要时刻等待着梅毒那令人生畏的最终阶段的到来，准备忍受可能出现的疼痛、痴呆、癫狂和器官衰竭。没有人知道这是否会发生，又会在何时发生。但是如果愿意相信 *The Secret History of London Clubs*（一本1709年出版的讽刺著作，讲述了真实与虚构的俱乐部历史）的作者，那么对于失去鼻子的人来说，仍有一线慰藉。

无鼻人俱乐部（如果真实存在的话）是由一个叫克兰普顿（Crumpton）的人创办的（当然如果现实中不存在，就当它是个有趣的故事吧）。他在城里闲逛，看到有不少可怜人失去了鼻子，就像书中所说的——"向普里阿普斯（Priapus）献上了祭品"。普里阿普斯是古希腊生殖之神，阴茎异常勃起的英文写为"priapism"，就源自他的名字。

克兰普顿先生觉得，要是把这些没鼻子的人全都召集起来，该是多么滑稽有趣的一番盛况啊，于是就起了创办无鼻人俱乐部的念头。

他邀请合适的人选到一家酒吧见面，这些无鼻人一一前来，寻见克兰普顿先生，然后他们被领到俱乐部楼上，并在那里惊喜地发现：其他人也和自己一样，身上带有令人羞耻的缺陷。

俱乐部办得很成功，无鼻人互相打趣道："仿佛罪孽成了骄傲，痛苦成了荣耀。"侍者给他们端上来两只去掉鼻子的烤猪（显然是厨师在向他们致敬）。作为房间里唯一一个有鼻子的人，克兰普顿先生玩得很尽兴，既为这荒诞的景象而欢乐，也为这么多人陪着他而高兴。

1818 年，*Blackwood's Edinburgh Magazine* 杂志刊登了一篇有关无鼻人俱乐部的文章，提到俱乐部的成员坚持每个月见一次面。只可惜天下没有不散的筵席。

在第一次会面后不到一年，克兰普顿先生就去世了，俱乐部的所有其他成员前来为他守灵，并为这位好朋友题了挽诗一首：

噫吁嚱，嗟叹慷慨挚友离我而去，
叹他鼻梁高耸，却从不以鼻孔看人；
叹他身形魁伟，却总能低眉折腰，
安抚那无鼻之人。

噫！还有哪个无鼻人俱乐部，
得见如此宽厚善良之人！
可惜啊！现在他已堕入死亡深渊，
阴曹之下，不论君王还是奴才，又有谁能保得住鼻子？

美娇娘，俊儿郎，世间的人啊，
很快就会兴起那无鼻的浪潮，
因我那温良的朋友已经不在，
像你们的鼻子一样，化为乌有。

从那以后，剩余的这些成员就各奔东西了。

5
尼罗河上的惨案

- 谈谈滴虫性阴道炎 -

别向恶魔敞开你的心扉，
要不然，恶魔就会来找你。

——出自阿加莎·克里斯蒂的《尼罗河上的惨案》中侦探赫尔克里·波洛（Hercule Poirot）的台词，我想补充一句："也别敞开你的内衣。"

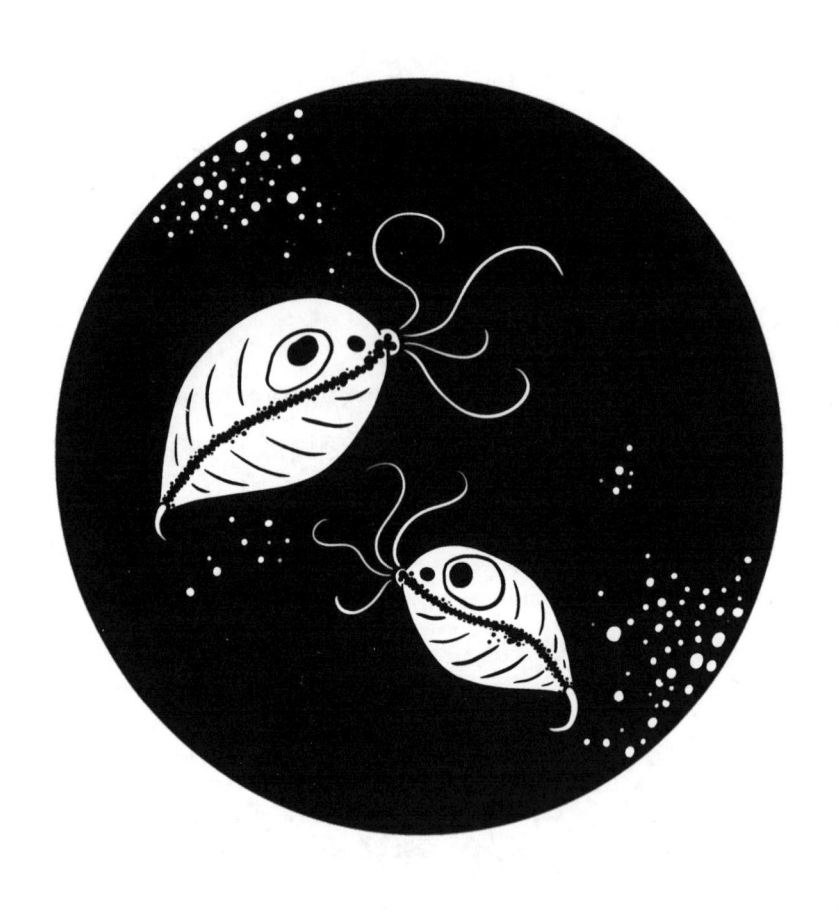

有时候，当医生就像当侦探一样，让人乐在其中，尤其是患者深受性病困扰的时候，感觉自己俨然成了阴森、恐怖的侦探小说里的主人公：我就是性病领域的大侦探赫尔克里·波洛，能调动聪明的脑细胞，找出让患者染上疾病、痛苦不堪的元凶。运气好的话，没准还能治好患者的病，接受他们溢于言表的感激之情。

首先，得介绍一下今天这位特殊的患者。她来到我的办公室——和那些向波洛请教的人一样——自我介绍了一番，说了说自己的问题，而我则"捋着胡须"，用带着比利时口音的法语柔声回应着。

"我叫卡琳（Karin）。"她垂着头怯怯地嘟哝了一声，握了握我的手（她的手指软弱无力），顺着我手指的方向，走到椅子边并坐下。

腹股沟和屁股有疼痛、瘙痒症状的患者，走路姿势会比较特别。要么双腿叉开，像是想要防止皮肤摩擦；要么双腿夹紧，像是想要多蹭一蹭，好减轻那股如影随形的灼痛。

卡琳显然还没想好怎么走路更舒服。她先是叉开腿迈了三步,又夹着腿蹭了两小碎步,跟跟跄跄,就这样一直走到了椅子跟前。坐到椅子沿上后,她两腿张开,双手托着头,深深叹了一口气。

"我什么招都试过了。"她说。

"都试什么了?"我问。

卡琳告诉我,她已经看了好几个医生,有公立医院的,也有私立医院的。

"但是,你到底是哪里不舒服?"我又问。

"就是下体一直流水,"卡琳说,"味道还很难闻。"

名医和神探都知道,细节之处见分晓。所以我劝卡琳展开讲讲。她告诉我她的分泌物很稀,还有点起泡,就像使劲摇过的盒装奶一样,而且带有难闻的臭味。

"鱼腥味?"我问。

"像死物的味道,"卡琳夸张地回答,"我绝对不会吃有这种味道的东西。"

她还很疼,阴道黏膜疼得她晚上睡不着觉,这种情况已经持续了好几个月——实际上,她去美国交换学习了一个学期,回来就开始了。看过她的医生想尽各种办法,给她用过几个疗程的针对念珠菌的药物,还让她做过性病相关检测,按阴道分泌物异常,或者说细菌性阴道病来给她治疗。

"但谁也说不清到底是怎么回事,"她说,"谁也看不出来!"

"你没放弃治疗真是万幸,"我说,"来我这儿算是来对了!"

"真的吗?"她问,"怕是照样没用吧,我看我是没救了。"

身体不舒服却不知道是什么原因,可太难熬了。更糟的是,问题一拖再拖,医生却没法帮助她药到病除。

虽然我没法切身体会到患者的痛苦,但作为医生,遇见这种情况也不好受。我当然想帮她,虽然承受不了患者不满意带给医生的那种不称职的无力感,但在现实生活中,这种事也在所难免。治病往往需要时间,有时候反复试错是寻找答案的必由之路,而不是让你放弃努力的信号。

"治好是不容易,"我说,"我会全力以赴的。另外别忘了,之前没起作用的方案也给咱们提供了重要线索,接下来就不用重复过去的老路了。"

"可我快顶不住了,"卡琳说,"简直受够了。"

分泌物

了解完患者和病症的基本情况,就是时候仔细研究一下这些分泌物了。提到分泌物,男女之间的区别可就大了——男性生殖器本不该有分泌物,而女性生殖器产生分泌物则再正常不过了。

到了青春期,健康女性的内裤上就会出现分泌物的痕迹。这是由宫颈内的腺体产生的,具有几大作用——它就像河水一样流过阴道，将各种杂质排到体外，让阴道变成了具有自洁能力的通道；在分泌物中生活着某些非常特殊的细菌，它们能产生乳酸，让阴道的酸度高于身体其他部位，这种酸性环境能让其他有害微生物难以生存，是盆腔部位防御系统的重要一环。

要想对分泌物问题刨根问底，仅仅询问患者是否有分泌物还不够。但难点在于：女性的分泌物情况并不是一般无二的——有的人几乎不分泌，而有的人一天得换好几次内裤或护垫。对一个人来说正常的情况，可能对另一个人来说就是生病的信号。难上加难的是，同一个人的分泌物也不是一成不变的：不仅是分泌量，颜色、气味和黏稠度也可能出现巨大变化。

简单来说，有三种因素能影响和改变分泌物。第一个因素是激素。月经期间，女性体内不同激素的水平出现波动，这会影响分泌物的黏稠度和分泌量。比方说，如果你的分泌物像蛋清一样，滑溜溜的，能在指缝间拉出长丝，就说明你快到排卵期了。排卵之后，分泌物一般会变得更稀、更有流动性。怀孕的时候，女性体内的激素水平发生变化，分泌物也会比以往多得多。到了更年期，分泌物就会减少，阴道内的乳酸菌也会显著减少。

造成分泌物变化的第二个因素，就是进入阴道的东西，最常见的就是清洁用品和水。冲洗或清洗阴道内部，会把有益的分泌物和乳酸菌洗掉。身体为了恢复正常，就会产生更多分泌物（因为它本该在阴道里），而乳酸菌则可能被其他细菌或真菌取代。

精液和血液也会影响阴道环境，因为它们都是偏碱性的。碱性环境会改变分泌物的性质,并让其他微生物有机可乘。除此之外,人们还会往阴道里塞入各种异物,最典型的当数忘了拔出来的卫生棉条。还有有特殊癖好的人喜欢把吃的东西放进去,比如酸奶、香蕉,或是其他蔬菜和水果。有时候,人们也会合理用药。但无论是阴道局部用药,还是其他部位用药,都有可能影响阴道环境,从而影响分泌物。

影响分泌物的第三个因素是微生物,这也是我今天要探讨的话题。有些性病,如沙眼衣原体感染、支原体感染和淋病,会引起炎症,使分泌物充满白细胞和脓液,有时还会导致出血;酵母菌感染引起的炎症会导致分泌物变浓、变白,看着就像豆腐渣一样;而细菌性阴道病(阴道分泌物异常)则是有益的乳酸菌被其他大量细菌取代,使阴道环境变成碱性,从而散发出难闻气味,最常见的就是臭鱼一般刺鼻的腥味。

嗅出解决之道

卡琳坐在妇科椅上,阴道黏膜红得像消防车的颜色,疼得厉害,根本没法用窥阴器检查。(窥阴器是一种插入阴道的器械,能让医生检查阴道内部。)

当我将一根细细的塑料刮刀轻轻插入她的阴道时,她就抗议喊疼。我想提取一点分泌物,涂在载玻片上。于是我又往她的阴道里插进了一根拭子,像裹棉花糖一样在阴道深处转动。

"穿好衣服吧。"我对卡琳说。

她从妇科椅上跳下来,拉上了帘子。同时,我用浸满分泌物的拭子做了两件重要的事。首先,我把它涂到一张 pH 试纸上,试纸马上变了颜色,从绿色变成了蓝色——说明卡琳分泌物的 pH 值比正常情况高得多,也就是碱性更强。然后我从小玻璃瓶里取了一滴氢氧化钾,滴到拭子上,放到鼻子下面,闭上眼睛嗅了嗅。好巧不巧,正赶上卡琳从帘子后面出来,她一下子怔住了,盯着我看。

"我这是在做一项非常重要的检测。"我说。

卡琳没出声,眉毛在刘海下面扬了起来。

"想知道我为什么这么做吗?"

她摇了摇头说:"不感兴趣,谢谢。"

"那算了。"我说,拿着涂有卡琳分泌物的载玻片,抽身离开了诊室。

我刚所做的叫嗅觉测试。如果乳酸菌从阴道里消失(比如得了细菌性阴道病),就会被能产生恶臭物质的细菌所取代,这种物质就是胺类。当分泌物的碱性增强时,气味就会变得更加难闻,更像鱼腥味。卡琳的嗅觉测试呈阳性:我坐到显微镜前面,鼻子里的鱼腥味依然挥之不去。

我在分泌物和盐水的混合液上放了一片薄如蝉翼、一碰就碎的盖玻片,开始观察这团无色的液态物质。里面到处都是活的白细胞,像珠子一样又小又圆——这是重度炎症的确切证据。

随着我转动显微镜边上的滑轮，载玻片在镜头下移动，涂片中珠子般的细胞借着这移动产生的微弱水流左右摇摆起来。若是转得太快，水流变得太强，细胞就会"飞"出视野，所以我得减慢转速，免得"掀起波澜"。

采蘑菇

卡琳的病情严重，剧烈的不适让她焦躁不已，这倒也在情理之中。我内心生起了一种紧迫感，躬身盯着显微镜。我想要帮她，却不知道能不能找到药到病除的好办法。

我坐在那儿，盯着载玻片看了好久，还好没有妄下结论，因为一开始确实什么也看不出来。

整个过程有点像在森林里找鸡油菌，找来找去，只能看到苔藓和秋天的落叶，但突然之间柳暗花明。蘑菇现出了原形，让人很难视而不见。画面一转，视野中呈现出一个新的维度。蘑菇就藏在眼皮底下，一直都在，却让人难觅踪影。现在，这些鸡油菌遍地都是，在新落叶的黄色和橙色之间排成一排，像苔藓地上隆起的血管。

不论是鸡油菌，还是我在找的这种让卡琳痛苦不堪的小东西，都是椭圆的，形状有点像尼罗河上的游轮，只比白细胞大一点点。

它们是阴道毛滴虫,像阴虱和疥螨一样,是种寄生虫。但不同于这两种更高等的爬虫,阴道毛滴虫是原生动物——一种单细胞寄生虫。它的体形微小,构造极其简单。如果它们在某个患者体内安营扎寨,我们就说这个人得了滴虫病——卡琳得的就是这种病。

让阴道毛滴虫暴露踪影的是它自身的运动。其柔软、圆润的末端长着鞭毛,这种细小的毛发也叫纤毛,用来推动寄生虫向前移动,有点像精子摇摆的尾巴。不同于精子的是,阴道毛滴虫有好几根纤毛,前面四根,后面一根。在显微镜下,纤毛疯狂地摇摆和旋转,像狂舞的鞭子一样推动着这些船形小怪物在有限范围内开启了一场狂乱的旅行,让我想起了俯瞰游乐场里碰碰车的情形——有的向前猛冲,撞到旁边的细胞,转了个弯又冲了出去;有的根本不动,只是疯狂地在原地打转。

内科医生兼生物学家阿尔弗雷德·多内(Alfred Donné)是第一个发现并描述阴道毛滴虫的人,他的做法和我一样:制作湿涂片,这样就可以看到活的细胞,而不像我给约恩做淋病检测时制作的干涂片那样先染色。多内用普通的光学显微镜发现了这些原生动物,并在1836年对其做出了描述。

诊断滴虫性阴道炎是项很有成就感的工作。不仅能看到这些活着的疯狂而奇特的寄生虫——令人兴奋不已,还能给患者展示实实在在的东西,告诉她们我找到了罪魁祸首:就是这些小东西。有时候我会和同事一起看,但是动作要快,因为阴道毛滴虫一旦脱离温暖、舒适的阴道，就别指望它们能久活。它们活着的时候就很难被观察到，死了以后只会更难。

"Trichomoniasis"（滴虫病）这个名字确实拗口。它源自希腊语的"thrix"，意为毛发，即它们摇摆的纤毛。目前还没有可以替代的俗称，这也说明了我们对它是多么陌生。大多数人都听说过阴虱和疥螨，而是否听说过滴虫性阴道炎，很大程度上取决于你居于世界的哪个角落。滴虫性阴道炎是世界上常见的性病之一，也是常见的可治愈的性病，每年约有1.6亿例新发病例。

换言之，它比沙眼衣原体感染更普遍，但在挪威非常少见，所以滴虫性阴道炎并没有出现在挪威性教育课程或公共科普节目里。我自己直到成为医学生才听说了这种病。正因为它在挪威相对罕见，鲜为人知，所以哪怕真得了这病也很容易被忽视，诊断的时候往往不会把它考虑在内，更想不起来观察分泌物里有没有阴道毛滴虫，卡琳的病情就是这么被耽误的。

在我之前给卡琳看病的医生其实也没做错什么。遇到分泌物异常和阴部瘙痒的女性，医生先给她们做衣原体检测，再按酵母菌感染或细菌性阴道病进行治疗，这是常规操作。理想状态下，我们应该把每位患者的分泌物都放在显微镜下检查，但考虑到医生所处的高压工作环境，第一次接诊一个具有常见症状的患者就优先考虑采取不常见疾病的治法，这显然更不可取。一听到马蹄声，你更可能想到的是一匹马而不是一匹斑马，即便真把分泌物放在显微镜下，那些狡猾的"碰碰车"也可能逃过"雷达"的搜捕。想发现它们并不容易，况且你还没法保证每份分泌物中都能收集到相同数量的样本。但是遇到卡琳这样的患者，做完所有常规治疗之后还是有问题，那就该引起注意了——需要做更多检查和更广泛的测试。要是还不奏效，医生可以向同事请教，或者把患者转诊给别的医生。

但是，如果患者期望能一次性解决问题，而医生又没能正确引导，告诉她治病有时需要反复试验才能找到正确办法，那患者可能就不会再找同一位医生看病，转而选择去别处碰碰运气。这样新的循环就又开始了——新接诊的医生可能又把它当作细菌性阴道病治疗了一个疗程，做了一轮衣原体检测，结果毫无进展。

阴道毛滴虫是通过黏膜接触传播的（也就是说避孕套可以提供保护），它寄居在阴道或尿道里。这些寄生虫并不会深入体内，而只在这些区域活动。男性可能会出现尿道瘙痒和灼热感，或者少量的阴茎分泌物。但大多数男性没有任何症状，所以很容易在不知不觉中传染给别人。相较之下，女性更容易出现症状，有的几乎察觉不到，有的则剧烈异常。她们的分泌物会变稀，出现泡沫，还常常带有臭味，就像卡琳这样。女性感染者还可能会发现私处的黏膜疼痛不已,这一症状在卡琳身上尤为严重。

不过问题到这儿也就结束了,我已经解开了谜团。

卡琳坐在椅子最边缘,紧紧盯着手机。

"嗨。"我唤了一声。

她抬起头。

"我找到原因了。"我说着,把我的发现指给卡琳看。我告诉她,她正受一种性传播寄生虫的困扰,并提议给她看个视频——她礼貌地拒绝了。当然,我也不勉强。

"这是一种……动物?"卡琳问。

"什么是动物?"我回答,感觉今天自带哲学气质。

"呃……"卡琳答不上来。

"是动物没错。"我答道。

"能治好吗?"

当然能。滴虫性阴道炎的治疗方案简单又有效:用一种叫作甲硝唑的抗生素来清除大量细菌和寄生虫。

甲硝唑常用于治疗非常普遍的细菌性阴道病。由于滴虫性阴道炎和细菌性阴道病有相似症状(分泌物恶臭、稀薄,呈灰白色),有些患者在用甲硝唑治疗细菌性阴道病的同时,可能会在毫不知情的情况下治好了滴虫性阴道炎。卡琳的情况可能是,医生尝试了另一种治疗细菌性阴道病的办法,因为除了甲硝唑,细菌性阴道病还有其他有效的治疗方案,但该方案可能对滴虫性阴道炎无效。

"给你,"我一边递给卡琳处方一边说,"服药期间可别喝酒。"

卡琳道了声谢,走出门去。寄生虫一死,她的问题就会烟消云散。数月来的灼热感和分泌物异常也会完全消失。

做检查时,由于卡琳疼得太厉害了,我没法用窥阴器。这让我有些苦恼,我本想检查一下她的宫颈的。滴虫性阴道炎有个最为特别的现象,就是所谓的"草莓样宫颈",我至今为止还只在教科书里见过。草莓样宫颈会让平常浅色的黏膜布满小红点,就像草莓上那些亮晶晶的颗粒。据我所知,这一症状是滴虫性阴道炎所独有的,而我可能已经错过了一次观察的机会!话虽如此,好在我的职业生涯还长,总会有见怪不怪的一天。

6

欢迎来到挪威，衣原体感染之乡

- 谈谈沙眼衣原体感染 -

以眼还眼只会让更多人变瞎。

——玛格丽特·阿特伍德（Margaret Atwood），*Cat's Eye*

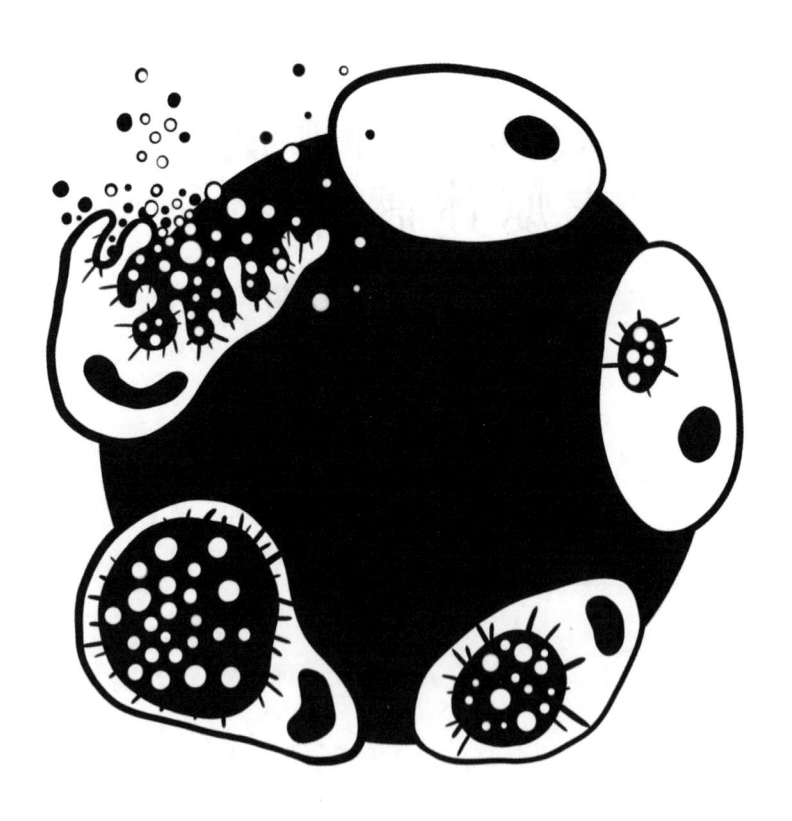

"我明白你说的颜色不同是什么意思了。"我说。

"是吧?"莫娜(Mona)回应。她深深仰靠在妇科椅上,双脚搁在脚蹬上,大腿上盖着块毛巾。"你问起时,我都不知该怎么形容。这几天它的颜色像是变了,变得有些偏粉。"

我们谈论的对象是莫娜的分泌物。有些发黄的分泌物黏附在她阴唇处的毛上,已经变硬了。而她的阴道口里,分泌物则更多,带点粉色,有点像砖头的颜色。

"分泌物变成粉色或褐色,就说明里面有血。"我说。

"我看颜色像是从蛋壳黄变成了温情红(带着咖调的红色)或浪漫粉,"莫娜说,"最近颜色还在变,看得我满脑子都是涂料厂的比色卡。"

"还好,"我说,"总不是森林绿、皇家蓝一类的。"

"真是的!"莫娜笑着说。

莫娜的下体最近一周一直不舒服。她觉得痒痒的,小便时有刺痛,黏膜有点儿发炎,分泌物也不正常,做爱之后还会流血。

除了经期之外，其他时候的阴道出血症状都应该加以重视，尤其是性行为之后的出血，这可能预示着宫颈炎症，可能是几种细菌性的性病引起的，比如沙眼衣原体感染、支原体感染或淋病；也可能是异常细胞或宫颈癌所致。性行为后出血多半是阴茎撞击宫颈所引发的，如果你的黏膜很娇嫩，就更容易出血了。

"问题可能和性病有关，"我说，"你觉得可能是这个原因吗？"

"可能吧。"莫娜回答。

"最近有和新的伴侣发生过性关系吗？"

"有的，"莫娜说，"还不止一个。"

"你定期体检吗？"

"没有。"

"那你们用避孕套了吗？"

"当然没有。"莫娜回答。

"明白了。"我说。

"但开始改变永远都不算晚，对吧？"

"只要你真的开始，就不晚。"我说。

"已经这样了，哭也没有用。"莫娜说。

虽然莫娜承诺要改变自己的行为，但她现在很可能已经患上了性病。得出结论之前，我得全面了解情况。

我想检查她的阴道，这一步需要用到窥阴器，也就是之前给卡琳做检查时因为她太疼而没用上的工具。窥阴器是种古老的工具，背后有段不甚光彩的往事。

窥阴器与"妇科之父"

"speculum"（窥阴器）源自拉丁语里"镜子"这个词，与动词"specere"有关，后者意为"看"或"观察"。医生很早以前就开始使用窥阴器了——古希腊语和拉丁语文献中都有记载，在庞贝城的考古活动中也发现了这种手术工具。庞贝城在公元79年维苏威火山爆发时被熔岩掩埋，就此被冻结在了时间的长河里。考古发现的窥阴器有两个叶片，能通过类似开瓶器的螺旋结构打开，也就是先以闭合状态插入阴道，就位后再打开，看起来和近2000年后的今天我拿来给莫娜做检查的窥阴器有些类似。

现在，我们主要使用两种窥阴器。一种是我待会儿要用到的鸭嘴形状的双叶片窥阴器，插入阴道就位后，叶片就会打开。然后可以在打开的位置自行固定住，从而让医生腾出手来取样或插入宫内节育器。

第二种窥阴器有1~2个叶片，由长柄隔开。插入阴道后可以朝阴道壁的不同位置轻轻拉动。这种窥阴器的优点是只会挡住一点点阴道壁，好让医生可以检查整个阴道黏膜，看有没有伤口和异常，缺点是必须一直用手握着。

医学培训期间，我们学过这两种器具的用法。第一种叫作双叶窥阴器或双翼窥阴器，没什么特别的。第二种则带有一个人名，叫西姆斯窥阴器，以外科医生J. 莫里安·西姆斯（J. Marion Sims）的名字命名，他死后被授予了"妇科之父"的称号。

医学界正试着慢慢放弃使用这类带有人名的专有名词，但是一提到设备、手术、疾病和某些身体部位，还是少不了它们的影子，着实让人有些哭笑不得。女性有些身体部位仍然以"发现"它们的男性的名字来命名，仿佛女性的身体是座山，人人都争着要第一个上去插旗。

其中一个例子就是巴氏腺，它是阴道口两侧分泌黏液的腺体，以丹麦医生卡斯帕·巴托林（Caspar Bartholin）的名字命名，他是第一个在临床文献中对其做出描述的人。德国医生恩斯特·格雷芬伯格（Ernst Gräfenberg）发明了一种宫内节育器，并对女性高潮进行了研究。1981年，也就是他诞辰的100周年，人们将阴道内传说中的敏感区命名为G点（即Gräfenberg的首字母），以此来表达对他的纪念。

若是命名背后的历史人物名誉不佳或存在争议，将其尽快除名就成了一桩迫在眉睫的事。举个例子：有一种沙眼衣原体感染和淋病引起的可怕并发症，能造成关节炎、尿道感染和眼部感染（当我还是个医学生的时候，曾给它编过一个记忆口诀："看不见，没法小便，也不能爬树了。"），它的旧称叫"赖特综合征"，但因为汉斯·赖特（Hans Reiter）曾是纳粹，所以此名逐渐被"性获得性反应性关节炎（Sexually Acquired Reactive Arthritis）"所取代。

目前我们仍在使用"西姆斯窥阴器"（Sims'specnlum）这个专有名词，下面我将揭晓，西姆斯真的不配享有这一荣誉的一些事实。

19世纪中期，J. 莫里安·西姆斯在美国南部几个州行医，开了家私人诊所，接诊奴隶主带来看病的奴隶。其中有几位女性出现了产后损伤，得了妇科瘘管病——阴道与膀胱或直肠之间形成了开放通道，这可能导致尿失禁和感染等问题。

西姆斯这位"妇科之父"却拒绝提供治疗，因为他其实并不喜欢妇科。在未完成的自传中，他曾毫不掩饰地说："如果说有什么让我痛恨的，那就是检查女性盆腔内的器官了。"

让这份痛恨转变成兴趣的，是一位从马背上摔下来后出现盆腔疼痛的女子。他把手伸进她的阴道，想要一探究竟，结果发现阴道里充满了空气，这让他产生了浓厚的探索兴趣！他能清楚地看到阴道壁和宫颈，发现这位女士的阴道和尿道之间有个瘘管。西姆斯确信能通过手术修复这个瘘管，但得有一个能让他清晰地观察手术区域的工具。为此，他动手设计了一款窥阴器。

一开始，西姆斯使用了一种现成的简易工具——掰弯的锡勺。他的第一个手术对象是位叫露茜（Lucy）的奴隶，他让这名女子四肢撑地，在没有麻醉的情况下对她进行了一个多小时之久的手术，让她差点因败血病丧命。她本人从未同意接受手术或参与西姆斯的研究，是奴隶主代为做了决定。为了进一步研发窥阴器，西姆斯不得不继续开展实验。为此，他自己买了几名奴隶，在她们身上测试窥阴器和手术技术，有的女性在未同意、未麻醉的情况下被施以手术多达30次。

J. 莫里安·西姆斯像对待豚鼠一样对待他买来的这些女人。

即便在当时那个时代,他这种极不道德的行为也受到了诟病。然而,他仍被冠以"妇科之父"的名号,每当我们使用窥阴器这么个普普通通的妇科检查工具时,都会提到他的名字。

我打开塑料袋,弄出了一阵窸窣的动静,从中拿出了消过毒的金属窥阴器,准备给莫娜用。它的形状有点像鸭嘴,有两个并在一起的圆角叶片,用手拿着就能感觉到金属的凉意。我用戴着手套的手把它攥紧,试着捂热一点点。

"之前用窥阴器做过检查吗?"我问莫娜。

这么问是因为大多数女性并不喜欢做妇科检查——因为要用到窥阴器。虽然阴道的韧性不错,孩子都能从这里生出来。但它毕竟很敏感,又涉及隐私,除了对真正信任的人,一般是不会愿意让别人看的。此外,插入窥阴器的目的是检查身体的隐藏部位,连被检查者本人都没看到过,很难不让人产生被侵犯的感觉。

莫娜点点头,并补充道:"检查过好几次。"

虽然她这么说,我还是给她讲了一遍要点,告诉她要放松,做个腹式深呼吸。

"这有点像看牙医。"莫娜说。

我明白她的意思。没人喜欢妇科检查,但既然有这个必要,就躲不掉。我的目标就是让检查动作尽量轻柔,尽可能减轻患者的不适。当然,不管对谁我都是这样。

我把窥阴器轻轻插入莫娜的阴道，将其张开，以撑开阴道壁，好让我看清里面的状况。

"我一直想看看自己的里面长什么样。"莫娜说。

"什么意思？"

"能让我看看阴道里面吗？"

她的请求让我想起了20世纪70年代，那会儿的一部分女性会相互怂恿着使用窥阴器，坐在镜子前检查自己的阴道和宫颈。在她们看来，与其被动、无知地找医生看病，不如自己检查来得实在：自己看过了，就明白医生说的是什么意思了。借着这股风，有的诊所鼓励女性自己插入窥阴器，这种做法现在已经不流行了，不过说起来仍不失为一段逸闻趣事。

我从小推车上拿了面镜子，让莫娜举着，把生殖器的各个部位指给她看。

"这是阴蒂，"我说，"这是阴唇，这是宫颈下部。"

让莫娜的分泌物呈现砖红色的血迹似乎来自宫颈。只见她宫颈上的黏膜呈暗红色，我用棉签轻轻一碰，就会见血。

我心里一动，这可能是宫颈炎。这种疾病有时是由真菌感染引起的，有时与细菌性的性病有关，比如沙眼衣原体感染、淋病或支原体感染。

要想确诊，就得借助我的老朋友显微镜了。我用棉签在破损的黏膜上刮了一下，涂在载玻片上，希望能采集到皮肤细胞、免疫细胞和微生物。我要把这个载玻片拿到显微镜室去，在那边静下心来仔细观察。

不过在此之前,还得先完成阴道检查。我取了些样本,准备寄到实验室去检测细菌 DNA。然后我轻轻地把窥阴器拔了出来。

"为了验证是不是发炎,"我说,"我想挤一挤你的子宫。"

"子宫?"莫娜问,"肚子里的子宫?"

"我会把一只手按在你肚子上,把另一只手的两根手指插进你的阴道,"我说,"这样就能用两只手对子宫进行触诊,可以吗?"

"没问题。"莫娜说。

这种检查叫作双手触诊,顾名思义,就是用两只手的手指做触摸检查。

我用一只手的手指伸入阴道按住莫娜的宫颈,把子宫朝另一只手的方向推,另一只手按在她的小腹,只比骨盆靠上一点点。她的子宫大小正常,被手推得微微向前。我用放在她小腹上的手用力按压子宫两侧,也就是输卵管和卵巢所在的位置,但并没有出现压痛,也没有可疑的肿块。接着我用双手配合,摇动她的子宫。

"疼吗?"我问。

莫娜摇了摇头。

"不赖,"我说,"一切正常。"

如果莫娜有性病,细菌会穿过宫颈并进入子宫内部,再钻到输卵管,她就可能患上盆腔炎。这种病会导致组织损伤和瘢痕,引起下腹疼痛,当医生按压肚子、摇动子宫时,疼痛还会加剧。

莫娜可以穿衣服了。我拿着载玻片到了实验室,用火焰把细胞固定在玻片上，然后把分泌物染成蓝色。

在显微镜下，我看到一些大大的方形细胞，里面有小圆核，长得像煎鸡蛋一样，这些是莫娜黏膜上的皮肤细胞。此外，我还看到了一大群白细胞，它们有多叶核。白细胞这么多，足以证明莫娜确实有宫颈炎。

但是，是什么导致炎症的呢？

我没看到任何真菌感染的迹象，在显微镜下，真菌感染会表现为长长的、交织在一起的线条，像树冠一样。我也没看到任何淋球菌的踪迹，这说明要么我看漏了，要么发炎的原因就是肉眼不可见的。沙眼衣原体和支原体是两种可能导致宫颈炎的微生物，它们极其微小，用普通的光学显微镜根本看不到。

沙眼衣原体感染之乡

"我想你可能感染了沙眼衣原体，"我回到办公室对莫娜说，"但得等实验室结果出来以后才能完全确定。"

莫娜轻声道："其实我早有预感。"

在所有性病中，沙眼衣原体感染是常见的生殖器感染之一。

"也可能是淋球菌或支原体感染，但可能性比较低。"我接着说。

莫娜耸耸肩："那就是说，得出了结果后才能开始治疗？"

"不用，"我回答，"我准备先按沙眼衣原体感染来治疗，我们一般都这么做，因为它是最常见的一种原因。但如果不是沙眼衣原体，那抗生素可能就白吃了。"

"乱用抗生素不是不好吗？"莫娜问。

莫娜说得当然没错。随便给人用可能无效的抗生素，确实不是明智之举。但在这种情况下，我已经给莫娜做了仔细检查，确认她患有炎症，而且最有可能是沙眼衣原体感染引起的。莫娜已经感到了强烈不适，这时候试着把病治好比光等结果更有意义。

"如果结果出来发现诊断错了，那咱们可以立马更换治疗方案，"我说，"但是大概率不会错。"

"是啊，"莫娜说，"毕竟挪威是'沙眼衣原体感染之乡'。"

我笑了笑，给她开了一周的抗生素，告诉她结果出来了后我会电话通知她。

"好的。"莫娜说完走出了诊室。

说挪威是"沙眼衣原体感染之乡"确实不假，不过可能还需要一点数据支持。每年，挪威的医疗机构能确诊出约 25 000 例沙眼衣原体感染。一部分是由像我这样的医生检测出来的，而大部分是患者自己检测出来的。她们会往小杯里尿尿，或是把棉签插进阴道或肛门里取样（取决于其性行为的方式），然后把样本送至实验室来做 DNA 检测。

挪威人确实容易感染沙眼衣原体，但和其他国家的人比起来如何呢？2018 年，"7-11 便利店"发布过这样一则广告，警告外国游客不要和当地挪威人进行不安全的性行为。广告海报张贴在公交站和火车站里，画面中有一男一女，都是金发，穿着挪威传统服饰，站在美丽的峡湾前面。他们头上的一句标语毫不隐讳地写道"欢迎来到挪威——沙眼衣原体感染之乡"。落款声明：挪威的沙眼衣原体感染率高居整个欧洲之首。

挪威是沙眼衣原体感染的"世界之都"的说法已经变得深入人心。莫娜这么说过，我之前也听过。从某种意义上讲，这是事实，但也并不完全对。会不会它压根就是无稽之谈呢？

挪威的沙眼衣原体感染率在欧洲首屈一指。但不知为何，2019年，丹麦的人均沙眼衣原体感染率比挪威还高，冰岛则名列第三。北欧地区的沙眼衣原体感染如此盛行，这的确令人担忧，但仅凭统计数据，很难断定我们的情况就是最糟糕的。因为统计是基于确诊病例，并不一定反映了实际情况。要诊断一种疾病，必须得进行检测，而在挪威，衣原体检测的门槛极低——完全免费，还方便。机构甚至为那些不愿（或不敢）看医生的人提供了把衣原体测试寄到家里的服务。我们医生常鼓励新换了伴侣的患者做衣原体检测，哪怕她们没表现出任何症状。沙眼衣原体感染是种狡猾的疾病，很容易被忽略，除非进行检测。

挪威不仅在衣原体检测方面遥遥领先，统计水平也不遑多让。凡是沙眼衣原体感染之类的"危害公众健康的传染病"一经发现，都会被上报给当局，进行特殊登记——一切尽在掌握之中。

2018年，挪威检测出了26 556例沙眼衣原体感染，而罗马尼亚只有9例，塞浦路斯只有3例。实在难以相信罗马尼亚和塞浦路斯的数据是真实的——沙眼衣原体感染的传播范围如此之广，这两个数值不可能如此之低，其他国家的沙眼衣原体感染病例也可能远超统计数字，只不过是在检测和统计方面不如挪威精准罢了。

无论挪威是不是"沙眼衣原体感染之乡"，我都挺喜欢那条广告的。鼓励人们使用避孕套（并进行检测）到哪儿都不会有错。

沙眼衣原体感染与生育能力

我给莫娜的诊断记录加了一两行备注，准备接诊下一位患者。这时我听到有人敲门——莫娜又回来了。

"顺便问一下，还有件事让我比较困扰，"她边坐下边说，"我听说沙眼衣原体感染会导致不育。"

"没错！"我回答说，"沙眼衣原体感染会影响生育能力，所以尽早检测、尽早治疗就显得特别重要了。实际上，沙眼衣原体感染是已知的女性不育的主要原因之一。"

莫娜一下变得脸色煞白，看着有点像涂料厂比色卡上的"土灰色"。

"那……"她咕哝着，"我是不是……"

"哎呀抱歉，没考虑到你的感受。"我说。

"我是不是已经无法怀孕了？"

"还记得刚才检查时我摸过你的子宫吗?"我问。

"记得呀。"莫娜诧异地看着我,表情仿佛在说这么奇怪的检查怎么可能忘记呢。

幸运的是,单纯的沙眼衣原体感染并不会影响女性的生育能力,真正影响女性生育能力的是由沙眼衣原体感染引起的盆腔炎。输卵管是卵细胞从卵巢移动到子宫的两个管道。在通过输卵管的过程中,卵细胞可能会遇到自己的追求者——精子。如果输卵管因炎症受损,就可能变窄或完全阻塞。这会影响自然受孕的能力。

"我没法断定你未来能否怀孕,"我说,"没人能打包票,生育是件复杂的事情。但我可以告诉你,这次检查下来,看起来并没有发展成盆腔炎。"

"那就是没问题,对吧?"莫娜问。

"差不多吧,"我说,"哪怕你一侧甚至两侧输卵管确实受了损伤,也不意味着你就一定要不了孩子了。"

"真的吗?"莫娜问。

"有时可能需要一点额外的帮助。"

"哪种帮助?"

"生育治疗,"我说,"现在咱们只需要保持观望,没必要为不存在的事杞人忧天。"

"好的。"莫娜说。

"记得吃抗生素。"我说,然后示意她可以走了。

几天后，我的邮箱收到了莫娜的衣原体检测结果，我打电话告诉她这个消息。

"你的测试结果呈阳性，"我说，"之前确实感染沙眼衣原体了。"

为什么说"之前感染"呢？因为莫娜已经在家吃过一阵抗生素了。沙眼衣原体感染最好的一点就是容易治疗，不存在耐药性，所以我相信莫娜的治疗一定会起效果。

"你确实吃药了吧？"我问。

"吃啦。"

"都吃啦？"

"一片没剩。"莫娜说。

治疗后测试结果仍呈阳性的话，可能是重复感染了，也可能是测得过早了。衣原体感染测试非常灵敏，患者恢复健康后，体内死亡沙眼衣原体的残留物仍可能在几周内产生阳性结果。

"还有一件事我想知道。"莫娜说。

"什么事呀？"

"衣原体真的能杀死考拉吗？"

拯救考拉

在日常交流中，一提到衣原体感染，一般单指性病，这导致了不少误解。我曾听过有人无比震惊地谈论"肺炎衣原体肺炎",实际上,衣原体是一大族相似的原核生物,会引发不同的疾病,感染不同的物种。肺炎衣原体引发的肺部感染也特别常见——即便没有发生激烈的性行为,也没有接触引发性病的沙眼衣原体。

还有一种更奇特的病叫"鹦鹉热",也就是鹦鹉热衣原体感染,这是种可能致命的肺部疾病,是由鸟类传染给人的,鸟类饲养员和养鸟的人尤其容易患病。

衣原体家族的某些成员会给很多其他动物制造麻烦,比如马、青蛙、有袋动物之类的。莫娜说得没错,衣原体感染是全球考拉种群的一大威胁。据说,全球有超过一半的考拉都感染了衣原体。

衣原体感染是一种影响考拉生殖系统的性传播疾病,给这些嚼桉树叶的可爱家伙的生育能力造成了严重威胁。如果考拉同时感染了类似 HIV 的免疫抑制性病毒,病情就会加重,甚至可能致命。好心的兽医试图用抗生素治疗考拉的衣原体感染,结果反而给它们带来了新的伤害——抗生素在杀灭衣原体的同时,也抹除了考拉肠道内消化桉树叶的重要菌群。所以即便治愈了衣原体感染,考拉也可能因营养不良而死亡。如今,世界上已知的只有一个没有感染衣原体的考拉种群,位于澳大利亚南部的袋鼠岛。不过,这群小家伙的前景似乎也不容乐观。

眼部感染

要想了解引起性病的沙眼衣原体，可不能只盯着下身看，还得往上瞅瞅。因为科学家最早是从眼睑内侧的细胞中发现的这种微生物。

当然，他们发现的微生物和在莫娜小姐的裤裆里兴风作浪的微生物并不是同一种，只是有点相似罢了，因为沙眼衣原体有好几个亚型，这件事直到 20 世纪 90 年代才被弄清楚。

A 型~C 型沙眼衣原体会让人患上眼疾，D 型~K 型主要感染泌尿和生殖系统（顺便提一句，这几种也能感染眼睛），L 型的会让人得一种叫作性病淋巴肉芽肿的性病——先是生殖器皮肤上起溃疡，然后腹股沟会长出疼痛难忍的脓包，特别瘆人。医生以前还以为这是梅毒的一个亚型，就像他们以为淋病和软下疳（也会出现溃疡）是一种病一样。

这种衣原体被称为沙眼衣原体（*Chlamydia trachomatis*），是因为它能引起一种叫作沙眼的眼疾。感染后病原体会在结膜上安营扎寨，造成结膜炎。结膜是眼睑内侧的黏膜，得了沙眼会出现损伤，形成瘢痕。"trachoma" 这个词来自古希腊语 "trākhús"，意思是粗糙。原本光滑、健康的结膜被病原体损坏、结疤之后，就会变得十分粗糙。

如果一个人反复感染沙眼，眼睑一次又一次地发炎，结膜最后会变得伤痕累累，眼睑因瘢痕也会变得比以前短。就像一件合身的羊毛衫在洗衣机里用 60 摄氏度的水洗了一遍一样。眼睑一变短，睫毛就会向内弯曲并刮到眼球，造成角膜损伤，最后留下瘢痕。角膜在眼球外侧，本来是透明的，要是受伤且被刮花，患者就看不清东西了。

沙眼和疱疹一样，都是古老得不能再古老的疾病了。沙眼衣原体已经存在了 600 多万年，沙眼最早的记载是从埃及的纸莎草卷里发现的，可以追溯到公元前 15 年。沙眼至今仍是传染性失明的最常见诱因。

1905 年，发现淋球菌的奈瑟医生前往印度尼西亚的爪哇岛，想研究一下梅毒。随行的有两个人，一个叫路德维希·哈尔贝施塔特（Ludwig Halberstädter），是个放射学家；另一个叫斯坦尼斯劳斯·冯·普罗瓦泽克（Stanislaus von Prowazek），是个动物学兼病毒学家。

当时，爪哇岛上流行着一种让眼皮变短的怪病，就是沙眼。他们想趁机研究一下，于是挑选了几位沙眼患者，把他们的眼睑翻开，让结膜映入眼帘，从上面刮了一些细胞和秽物，拿到显微镜下仔细观察。然后他们又把这些细胞和秽物涂到一些红毛猩猩的眼睛里，让它们也染上了沙眼。接下来，他们又从红毛猩猩的眼睑上刮了一些细胞，再拿到显微镜下仔细研究。

我把莫娜小姐的宫颈涂片放到显微镜下观察时，只能看到白细胞——这是身体对感染的反应——而衣原体本身太小了，根本看不见。哈尔贝施塔特和普罗瓦泽克当年也没发现沙眼衣原体的存在，但经过仔细观察，他们发现沙眼患者的结膜细胞有点不对劲。被沙眼衣原体感染的细胞里有一些小泡泡，叫作包涵体。1907年，这两位科学家将他们的发现公之于众。这些奇怪的泡泡能否解释患者的临床表现呢？

这两位折腾红毛猩猩的研究者认为，包涵体的出现是感染了一种前人所不知道的"披着隐形斗篷"的寄生虫的征兆。他们将其命名为衣原虫（Chlamydozoa），这源自希腊语的斗篷（chlamys）。后来人们在生殖器和尿道炎症患者的皮肤刮片中也发现了同样的泡泡。

很长一段时间里，科学家都不能确认沙眼衣原体是病毒、原生动物还是细菌。直到1956年，借助电子显微镜，人们才得以更精确地观察被感染的细胞。在那些泡泡里舞动着一些奇怪的小点，那正是微小的沙眼衣原体。科学家终于看清了：它们有细胞壁和基因，但没有细胞核。

科学家对沙眼衣原体感到困惑也不足为奇。它和细菌不一样，细菌可以独立存活，但沙眼衣原体却像病毒一样，非得依附在宿主身上才行。

沙眼衣原体的生命周期分为两个阶段：想要传染给另一个人的时候，它会变成坚硬的小球，叫作原体，就像真菌孢子和植物种子一样，具有萌发和生长的能力，但暂时处于休眠状态。等原体落入另一个人的黏膜后，就会闯进皮肤细胞内，在往里挤的过程中，还会顺手薅块细胞膜来裹住自己，像披了件小斗篷一样，这样就在细胞里形成一个独立而又充满液体的小空间。这些小空间就是那两位德国科学家在显微镜下看到的小泡泡。

一旦进入了这个小泡泡，原体就变成了网状体，比之前大了2倍，成为更活跃、生命力更旺盛、感染性更强的衣原体。它会改变小泡泡里的环境，让它更适合沙眼衣原体生长，然后就开始分裂。可怜的细胞不知不觉地慢慢被新生的沙眼衣原体塞满。不久之后，沙眼衣原体又变回了孢子似的原体，等到细胞破裂而亡，就传播到新的细胞里去，没准还能再传染给另一个人。

沙眼衣原体是通过黏膜接触传播的，被感染者的黏膜会渐渐布满小小的沙眼衣原体的原体。而分泌物和精液之类的体液会像河水一样，把沙眼衣原体带到新的家园。用避孕套可以防止感染，所以和伴侣亲热之前，最好还是戴上它吧。要是和新伴侣进行了未做保护措施的性行为，最好去检查一下。每次都要检查哦，毕竟挪威（有可能）是"沙眼衣原体感染之乡"啊。

7
把私处当餐桌
- 谈谈阴虱 -

小贵客,请上座,
看看我们的服务如何。
您只需要系上餐巾,
剩下的一切都交给我。
你孤独又害怕,
但晚宴已经就绪啦。
收起苦闷和抱怨,
餐具齐为你表演。
快过来,举起杯,
今夜餐厅为你开。
小贵客,请上座,
要是觉得压力大,
不如坐下吃顿饭。
小贵客,请上座。

——迪士尼出品的《美女与野兽》

它活了,它活了!

——詹姆斯·威尔(James Whale)执导的《科学怪人》中亨利·弗兰肯斯坦(Henry Frankenstein)的台词

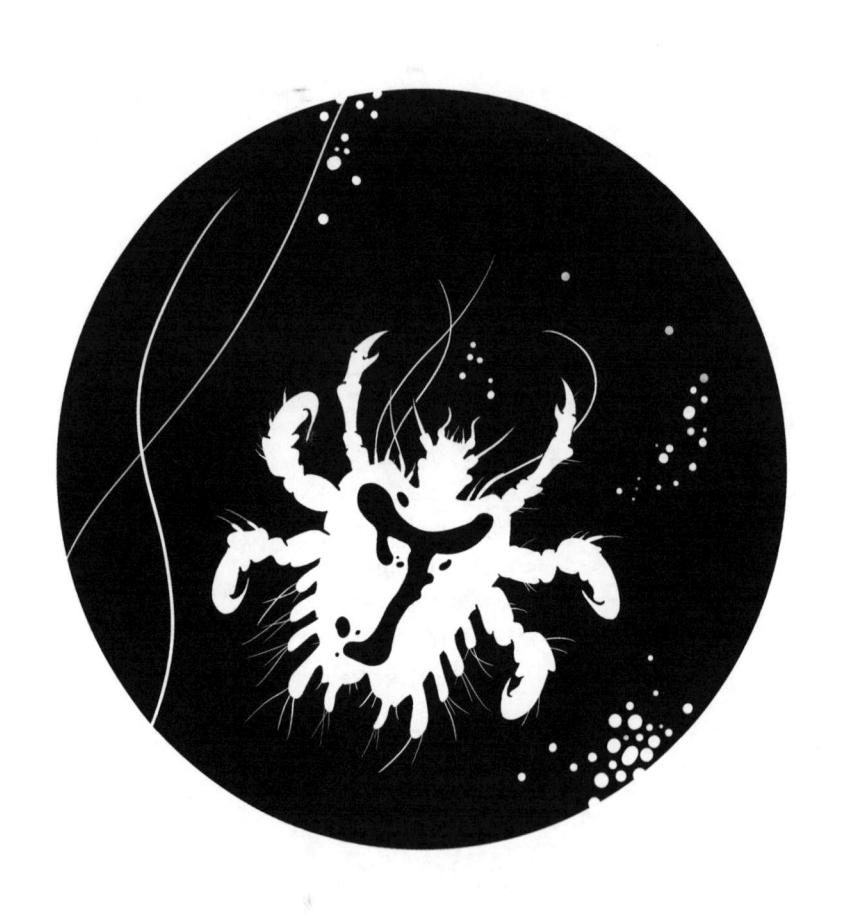

在我 8 岁左右，我爸爸从外地回来，带回了一件足以改变我一生的礼物。那是台光学显微镜，虽然不大，但功能齐备。还配了一些载玻片，可以把各种奇奇怪怪的东西放上去观察。虽然没法看到细胞和细菌，但可以拿来研究自己油乎乎的指纹，或是放一块面包屑、一团灰尘、一根丝线、一缕头发，我还把窗台上一只死掉的大黄蜂的翅膀给撕了下来，观察上面那神秘的纹理。

显微镜给我打开了一扇门，让世界变得更大了。我第一次明白，在我周围，在我身上，存在着一个有无穷无尽的生灵们栖息的世界，一个肉眼看不见的世界。

后来我成了医学生，又成了医生，但我对微生物学的兴趣丝毫未减。研究自己身体的最小组成部分有一种偷吃禁果的感觉，像是在偷看造物主的图纸或是直视上帝的眼睛一样。而当我用显微镜观察其他生物的时候，其实也是在研究和我们人类相关联的东西。

当然，二者关系并不一定大，不过多少还是有些共同点的。

微生物（细菌、部分寄生虫、真菌和病毒等）和动物一样，有两个最基本的驱动力：一是存活下去，哪怕牺牲别人的利益；二是繁衍生息。

在 17 世纪第一批显微镜问世之前，没有人知道微生物的隐秘世界。荷兰商人安东尼·范·列文虎克（Anton van Leeuwenhoek）是最早看到并描述微生物的人，就像 8 岁的我一样，他用自制的显微镜和一颗炽热的好奇心，打开了一个新世界。

不论是体液还是灰尘，他什么都看，见到了许多奇怪又未知的东西，我们现在知道那些是细胞、细菌和病毒。他画了不少漂亮的图来记录看到的东西，并把自己的发现发表在了期刊上。欧洲各地的科学家就这样认识了微生物。

不过，虽然列文虎克看到了微生物，但这并不意味着他能明白自己看到的是什么。他把看到的那些微小而美妙的生物以水彩画的形式画了下来，装上金相框并挂在墙上，却不明白我们与这些东西共存在这个世界上究竟意味着什么。

早在列文虎克的时代，人们就已经有了关于传染病的概念。意大利医生兼诗人吉罗拉莫·弗拉卡斯托罗（Girolamo Fracastoro，给梅毒起名字的人）早在 16 世纪就提出了"传染性微粒"的理论。而罗马皇帝提比略在公元 20 年左右就禁止了接吻，如果他不是或多或少地意识到，接吻会传播民众嘴唇上的感冒疮，就不可能这么做。

但是列文虎克和当时的科学家没有意识到，显微镜下观察到的那些球形、杆形、形似动物的东西并不是装饰品，而是活跃的生命体；他们也没有意识到这些东西能传播疾病，是疾病的本质；更没有意识到他们离破解医学史上的谜团之一只有一步之遥。

直至300年后，科学家才弄明白，原来这些小东西对我们的生活有着实实在在的影响。

让微生物学这门学科登上历史舞台的，不是什么疾病，也不是我们的身体和体液，而是酿酒。

在19世纪的法国，没有什么比酿酒出了问题更让人糟心的了。更正一下：不论在哪个世纪，不论在哪个欧洲国家，都没有什么比酿酒出了问题更让人糟心的了。

酿酒是门古老的艺术，人们对产量更高、品质更好的葡萄酒有着无尽的渴求，这从方方面面推动了科学的进步，包括钢制罐、过滤法、杀虫剂、风土研究、基因学、温度控制、月相观测等。

酿酒是微生物学应用的典范。我们得感谢酵母菌给葡萄带来的变化——虽然早在几千年前人们还不认识酵母菌和其他微生物的时候，就已经开始用葡萄酿酒了。

法国化学家、科学家路易·巴斯德（Louis Pasteur）是第一个看出门道的人。一切都要从一群酿酒师来找他解决问题说起。

他们酿出来的酒有的变酸，不能喝了，而放在别的桶里的酒有的还好好的。

巴斯德把变酸的酒放到显微镜下一看，发现里面全是小小的杆状物，好酒里却没有这些小东西。巴斯德意识到一定是这些"小杆杆"让酒变酸了，这还真让他说对了。他看到的就是乳酸菌，它们天然产生的酸让酒变了味。有了这个认识之后，人们就明白了：显微镜下其他那些球啊、杆啊的，也会对我们的生活产生影响。

将近两百年后的今天，我正坐在显微镜前，研究一种非常恶心的小玩意——虱子，更确切地说是阴虱，它有一个响亮的拉丁文名字，叫作"*Pthirus pubis*"。"pthirus"在古希腊语中是毁灭的意思。"pubis"则指"耻骨部位的毛发"，表示这种虱子专在生殖器周围活动。小小一只虱子竟有了"生殖器毁灭者"这么霸气的名字，就像管可爱的小狗叫杀手一样，我觉得倒是挺有意思的。

阴虱从触角到末端的整体长度不足2毫米，在显微镜下却可以清楚地看到它透明的圆形身体，我能描述出每一个微小的细节，真称得上一道奇妙的风景，因为它是如此脆弱。

这是我第一次看到阴虱，最令人惊讶的是，我能清楚地看到它刚从我的患者马利克（Malik）身上吸到的深红的血。像个吸血鬼一样，这个小东西靠人血为生。我看着血液在它体内来回晃荡，像海水一样。血液储存在一个 Y 形空腔里，我猜那一定是它的某种消化系统，要么是肠子，要么是胃，要么是两者的结合体。真是这样的话，这小东西一定吃饱了——饱到离谱。也许吸血过多让它有些迟钝和困倦，准备午睡了。不幸的是，它的生命将在我的显微镜下走向终结。

马利克来我办公室那会儿，腹股沟痒得厉害，现在我知道这是为什么了。阴虱会引起瘙痒，它咬人的时候唾液里会分泌一种特殊物质，这种物质可以溶解凝固的血液，使之更容易被吸食。被咬之后，皮肤上会留下瘙痒、发青的斑点，且轻微出血。一些人的内裤里的阴虱已经活了很长一段时间，能看到他们的身上就有很多这种斑点。有时候，他们身上还会有结痂一样的小块，那其实是阴虱的粪便。

与淋病、梅毒、艾滋病的病原体相比，阴虱的身体和消化系统让它看着就有点像动物。它是一种昆虫——一种寄生虫、一种多细胞生物。

寄生虫这个词很难让人产生正面联想。它来自希腊语的"parasitos"。"para-"意为一起或者一旁，"sitos"的意思是食物，所以这个词指的是"在别人的餐桌上共餐"的东西——一个不请自来、只知索取的不速之客。

根据医药词典 *Merriam-Webster's Medical Dictionary* 的定义，寄生虫是"为了获取营养、生长繁殖而寄生在另一个生物的体内外或与之一同生活的生物，通常会直接、间接地伤害宿主"。

有些物种之间存在互惠互利的关系，也就是所谓的共生，但这并不是寄生关系。在英语里，寄生虫和白食客（freeloader）是一个意思。

日常生活中，我们用寄生虫和白食客来形容那些侵占他人劳动果实、金钱、精力和其他资源却不知回报的人。这是个容易引发仇恨的词，甚至带有羞辱意味。

通过显微镜我可以比较清晰地看到，阴虱的六条腿有所区别。它的两条前腿像两根毛茸茸的细棍，末端是尖的。其四条后腿的末端却长着小爪子，像生锈的铁钩一样，阴虱可以用这些蟹钳一样的爪子抓住阴毛，也许正是出于这个原因，阴虱获得了螃蟹的昵称。

不可思议的是，这只阴虱还活着——它被夹在两片玻璃之间，下面是个显微镜镜头，上面散发着强光的小灯像太阳一样烘烤着它，一定让它头晕目眩。不得不说：我是个阴虱虐待狂。它的腿已经不动了，触角还时不时地动一下，抽搐着往外伸，又缩回中间，像汽车上的雨刮器一样。

可怜的小东西。它一定在想念马利克的身体，不过这种想念只是一厢情愿。它想念那温暖的皮肤和美味的鲜血，恐怕最想念的是那给它遮风挡雨的阴毛。它喜欢阴毛——只要是浓密、（最好是）卷曲的毛发丛中，阴虱都乐意搬进去，哪怕没长在腹股沟处。人的腋毛、眉毛、睫毛里都可能有阴虱。头顶的头发一般相对细且稀疏，不过如果你碰巧有一头浓密且茂盛的头发，那阴虱也会乐意之至。

毛发给阴虱提供了产卵的好去处。就像青蛙在芦苇上产卵一样，阴虱把黏糊糊的卵附着在贴近皮肤表面的阴毛上。仔细检查一下阴虱患者下身的"灌木丛"，大概就能发现那些像小珠子一样闪闪发光的卵。不过你得睁大眼睛或是拿个放大镜，因为阴虱虫卵的直径不到半毫米。

能够存活下来的卵一周后会孵化成小幼虫，然后长成阴虱。很多未孵化的卵会留在毛发上，然后继续缓慢生长。通过测量皮肤和卵之间的距离，就能算出卵的年龄，并借此了解患者染上阴虱大概有多久。人的毛发每个月能长 1 厘米左右，雌性阴虱可以活 3~4 周，每天能产 3 个卵。

虽然我并不希望马利克或是任何其他患者遭受瘙痒和不适，但是能在显微镜下看到那只活的阴虱，我还有点小窃喜。不知道什么时候才能再看到一只，在挪威的诊所里，阴虱已经很少见了。对阴虱而言，没长毛的身体就像不宜居住的沙漠，根本无法使其生存。现如今，不少人都会修剪阴毛，甚至完全剃除，这就限制了阴虱的栖息范围。

阴虱脱离毛发就不能生存，所以几百年来，脱毛一直是治疗阴虱的必备环节。15 世纪那会儿，蓄阴毛还比较流行，但阴虱的猖獗打消了人们的兴致。有些女性为了避免阴虱而不得不剃除阴毛，但又想保留一点时尚元素，于是就发明了一种类似假发的阴毛贴，叫作"默金"（merkin 的音译）。

阴虱和卵也可以用指甲和篦子梳去除，或者用非处方的杀虱膏，我一回到办公室就向马利克推荐了这个办法，还告诉他我对着显微镜仔细观察了一下那只阴虱。

"毫无疑问，"我说，"那绝对是阴虱。"

"我能看看吗？"马利克眼睛睁得大大的，问道。

"可以啊，"我说，"我给它拍了个视频。"

"把恶心程度分成 1~10 分，它能得几分？"马利克问。

"你自己来打分吧，"我说，"得看你喜不喜欢昆虫了。"

"它是种昆虫？"马利克又惊又怕地问。

"阴虱是昆虫，"我说，"有六条腿。"

"天哪！我超级讨厌昆虫，"马利克说，"不过还是看看吧。"

"你确定？"我忍着笑问。

"确定，"马利克说着，不耐烦地挥了挥手，"当然要看！快给我看看吧！"

我从白大褂的口袋里掏出手机，把屏幕举到他面前，按下播放键，给他看那晃来晃去的血液和抽搐的触角。画面里就是阴虱，一种昆虫。马利克猛地仰靠在椅子上，拿手捂住了眼睛。

"天哪！"他说，"它还活着！"

"只是当时还没死，"我说，"它离了你便活不了。"

"说得我还有点儿内疚呢。"马利克笑着说。

"不好意思,"我说,"不过,你可是给这只濒死的阴虱提供了栖身之所呢。"

"好了,别说了!"马利克喊道。

"而你却不打算继续当阴虱的庇护所,要砍掉下身的'森林',涂满杀虱膏,把那些小小的阴虱宝宝都杀干净,"我继续说,"你怎么忍心!"

"我当然忍心,"马利克说,"对不起小阴虱,可别怪我。"

"是啊,你不得不这么做,"我说,"有情况再来找我吧。"

"你就是想看更多阴虱吧。"马利克说。

"你可真了解我。"我说着把他送了出去。

现在的人们流行剃阴毛,如果这个行为导致阴虱灭绝了,那将标志着一个长寿物种的终结。

从古至今,阴虱一直牢牢依附着我们,从一个人身上跑到另一个人身上,通过皮肤接触传播——通常是性接触,但也不一定。当两个人的身体接触时,阴虱就可以从一处"灌木丛"爬到另一处"灌木丛"。毛巾、床单上很少能见到它们的踪影,一离开温暖的身体和新鲜的血液,不出几个小时它们就会死掉。

据我们所知,小小的阴虱在整个动物界里只会感染我们人类。这大概是因为人类的祖先在大约300万年前借宿在大猩猩的巢穴里,所以从大猩猩那里感染了阴虱。

如今，大猩猩身上也有了自己的阴虱变种，叫作大猩猩虱（*Pthirus gorillae*）。好在大猩猩没有剃毛的习惯，这或许对整个阴虱种族来说是个好消息。只可惜，大猩猩面临的灭绝威胁比阴虱还要大。

8

与敌同眠

— 谈谈 HPV 相关宫颈癌 —

有人传染了我。
我又传染了你……就在刚才的车里。
你得尽快找个人上床,把它传给别人。
如果它杀了你,
就会回来跟着我……你明白吗?
——电影 *It Follows* 的台词

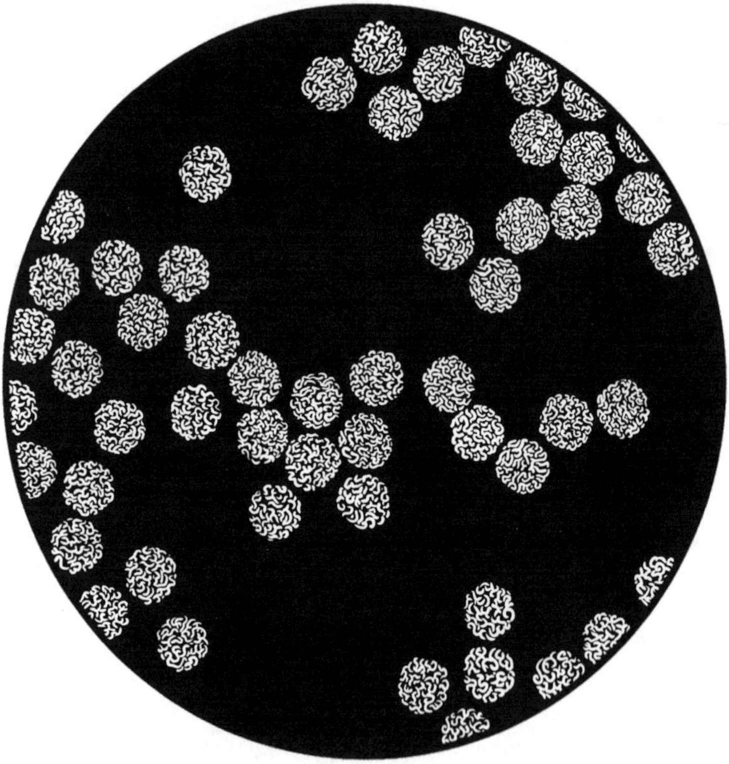

宫颈癌不等同于性病，但几乎所有的宫颈癌病例都是由感染了 HPV 大家族中的某些性传播病毒引起的。

大多数有性行为的人一生中总会感染 HPV，有的感染一次，有的感染多次。HPV 感染会导致皮肤细胞变异，而多数情况下，变异的细胞能够自我修复。

也有少数情况，即变异的细胞无法修复，反而每况愈下，经年累月（一般在 15 年以上）后，宫颈上受到感染的细胞就可能从普通细胞变成癌细胞。每年，确诊宫颈癌的挪威女性有 300 多人，其中有 70~90 人会因该病去世。也就是说，人们感染 HPV 后患癌的概率较低，但也不是没有可能。宫颈癌来得悄无声息，却残忍致命。

恐怖电影 *It Follows* 里有个可怕的恶灵，能通过性交从一个人传递给另一个人。一经传递，就会缓步跟随被传递者，直到追上他/她，将其杀害。这部电影之所以成功，是因为它影射并嘲讽了一个根深蒂固的古老观念，即性行为让人失去贞洁，必然招致可怕后果，带来"天罚"：疾病、意外怀孕、宫颈癌，或像电影中那样，招致借助性传播的恶灵。

幸运的是，HPV 相关宫颈癌与电影 *It Follows* 只有三个共同点，那就是：①由性行为传播；②漫长的潜伏期；③确诊后的惊吓。电影中，（暂时）解除诅咒的办法是将恶灵传给别人，而 HPV 相关宫颈癌可通过宫颈细胞学检查及早发现，这也是埃德娜（Edna）今天来找我的原因。

"准备好了吗？"我问。

我将窥阴器的"鸭嘴"保持闭合，旋转 90°，以使其更顺利地滑入她的阴道。

"好了。"埃德娜回答。

"想象屁股下沉的感觉，"我说，"深呼吸，这样有助于放松，让身体陷进椅子里。"

埃德娜闭上眼睛，用鼻子慢慢吸了口气。

待窥阴器滑入阴道后，我再次旋转"鸭嘴"以将其摆正，而后缓缓张开窥阴器，使两个叶片抵住阴道壁并将其撑开，过程就像支帐篷一样。埃德娜的宫颈就像惊吓盒里的小人儿一般，一下子映入眼帘——它又圆又光滑，状态很好。

宫颈位于子宫最下部，下端深入阴道，像个中央带孔的半球体。我所检查的部位叫宫颈阴道部（portio vaginalis），或外子宫颈（ectocervix）。用手触摸它时，会有种在触摸鼻尖的感觉，二者均结实而有弹性，大小也差不多。

外子宫颈的形状让我想起万神庙的穹顶，几年前我和母亲去罗马度假时参观过那里。万神庙的穹顶中央有一个圆洞，这个设计是为了让阳光照射进来，营造出一种神圣、庄严的感觉。而宫颈的这个洞——宫颈外口流出来的就不是光了，而是同样圣洁的东西，比如经血、分泌物，当然还有分娩出来的婴儿。

取样之前，我花了点时间检查埃德娜的宫颈黏膜。HPV这样的微生物，要想感染人体，就必须得想法侵入人体。幸运的是，人体与外部环境接触的地方都覆盖着由细胞组成的保护层，就像盔甲或涂层一样。这层保护层被称为上皮组织。如果上皮组织出现损伤，如切口或撕裂，就会为微生物的侵入提供便利。

我仔细检查了埃德娜的宫颈，寻找创面、损伤、肿瘤的痕迹，没有发现任何异常。能观察到的是，埃德娜的黏膜呈现出两种不同的颜色：外缘呈浅粉色；更深处，即靠近"神圣洞口"（也就是宫颈外口）的部位呈橘红色。这是宫颈柱状上皮异位的表现，属于正常的生理现象，在年轻女性中尤为普遍。

宫颈外口上有两种不同类型的上皮组织。宫颈内部，也就是内子宫颈，呈鲜亮的橘红色，由柱状细胞组成，能够分泌黏液。宫颈外部可见的部分则覆盖着几层鳞状细胞，呈淡粉色。这两种上皮组织在转化区相遇，相互转化，但不会完全转化为其中一类。整个转化区一般位于宫颈内外的分界处，通常恰好在宫颈外口的内缘。但在宫颈发生柱状上皮异位的情况时，本应在洞口内的细胞会向外溢出，使转化区的位置发生偏移，形成一道新的外溢边缘。这道边缘有宽有窄,埃德娜的"边缘"就呈锯齿状,形状像一颗星星。

宫颈转化区混杂的上皮组织相对脆弱,不太能够抵抗微生物的入侵。提到转化区,我喜欢打这样一个比方:长发的人在经历暴晒后,发缝处往往会被晒伤。这是因为两侧敏感的头皮有头发保护,而中间裸露的发缝就成了阳光的突破口。转化区就像发缝,成了 HPV 的突破口。

"我要取样啦,埃德娜。"我说。

我拿着一根宫颈取样刷,把纤细的部分伸入宫颈外口,一边转动,一边让余下较粗的部分划过宫颈表面。转化区是黏膜的薄弱位置,细胞变化常常从这里开始,所以取样时要收集这里的细胞。

"感觉怎么样?"我一边慢慢转动刷子,一边问。

"感觉怪怪的,"埃德娜说,"倒是不疼。"

"那就好,"我说着收起刷子,"可以啦。"

我把刷子放进一个写有埃德娜名字及编号的小容器,用其中的透明溶液润洗,然后拧紧瓶盖。样本会被送去做进一步的检测。

埃德娜从妇科椅上滑下来,到屏风后面穿好衣服。

"取样后下体出点血也是很正常的,"我说,"不用担心。"

"我怎么拿到检查结果呢?"

"分 3 种情况,"我说,"如果涂片正常,你就不会收到任何消息，只需要等待下次筛查。如果细胞有变化，你就会收到通知。变化分好几种，大多数都能自行恢复，一般只需要过几个月再做一次复查。但如果是需要立即做细致检查的那种变化，我们就会通知你去看妇科医生。"

"好的。"埃德娜说完，走出了办公室。

宫颈涂片检查能够在癌症发展的早期就发现异常，是一项革命性的、能救人命的发明，这项技术出人意料的简单，成本低廉，操作起来也不费事，所以能惠及全球大部分女性。

宫颈涂片检查也叫"巴氏涂片检查"，该命名是为了纪念发明这项检查的希腊医生乔治·帕帕尼古拉乌（George Papanicolaou）。

1928年，帕帕尼古拉乌做了一项研究。他用显微镜观察女性阴道分泌物里的细胞，目的是观察在女性月经期间收集的分泌物样本里有没有细胞变化。他之前在豚鼠身上看到过这种变化，想看看人类身上是否也会这样。碰巧，他研究的女性中有一位患有宫颈癌，帕帕尼古拉乌检查了她的涂片，能清楚地看到细胞变化。

同年，他在一场会议上展示了自己的发现，结果引起了轰动。用这样一个简单、无创的检查就能发现细胞变化和癌症，简直令人难以置信。

帕帕尼古拉乌后来多次获得诺贝尔生理学或医学奖提名，但从未获奖，可能是因为他的发现涉嫌争议。当时一位名叫奥雷尔·巴贝什（Aurel Babes）的罗马尼亚科学家也发现了阴道分泌物涂片的妙用，并在 1927 年的一场会议上进行了展示，比帕帕尼古拉乌更早，但帕帕尼古拉乌在自己的论文中从未提到过巴贝什。目前还不清楚他们是否了解对方的研究，不过两位科学家各自有同样的发现也是有可能的事。

为了确保尽早发现尽可能多的宫颈癌和宫颈癌前病变患者，挪威开展了一个国家筛查计划，建议所有女性从 25 岁开始定期做宫颈涂片检查。

埃德娜这次的涂片检查是一次标准筛查，带有埃德娜细胞样本的玻片会被送到病理实验室，以测试巴氏涂片里的液体是否含有 HPV 的高危变种。如果 HPV 测试呈阴性，就不需要做进一步检查了。如果呈阳性，病理学家就会用显微镜仔细观察细胞，看看和普通黏膜细胞是否有所区别，并描述细胞变化的严重程度。出现细胞变化的女性会被通知进行随访，每 5 年要做一次筛查。

为什么两次检查间要等这么久呢？其实 5 年并不算久，通常不足以让人患上宫颈癌。同时，无害的细胞变化也能有时间恢复正常，这样就可以避免给女性带来不必要的侵入性检查。所以，我们不建议大家频繁做筛查。鉴于很多年轻女性都可能感染 HPV，并出现非特异性的、无害的细胞变化，所以也不建议 25 岁之前做筛查。

不过，如果出现了不规律的阴道出血，或是性行为之后有出血症状，并且排除了其他原因，那么无论常规筛查间隔几年，或是否到了建议筛查年龄,都必须接受检查。

除了筛查,我们还有一件抗癌法宝:疫苗。疫苗能保护我们免受高危型HPV的侵害。有些疫苗还能预防导致尖锐湿疣的HPV变种。值得欣慰的是,在挪威HPV疫苗现已纳入儿童预防接种计划,不分性别。除了宫颈癌这种最广为人知的癌症,HPV感染也会增加其他几种癌症的患病风险,包括外阴癌、阴茎癌、喉癌和直肠癌。如果能对HPV形成良好的群体免疫,长远来看,就能减少由HPV引起的各类癌症的患病人数。

与尼安德特人交媾

作为一个地道的都市人,我喜欢坐有轨电车,逛离家不远的街角商店,很少能感受到自己内心作为"狩猎者"的那份野性。而HPV能在我们的盆腔里安家落户,诱发癌症,正是我们那以狩猎为生的祖先招来的。

研究表明,今天欧亚大陆人种的祖先与尼安德特人发生了性行为,才使我们感染上了HPV-16(70%左右的宫颈癌病例都是由它和HPV-18引发的)。用小报新闻的话术来说就是:"与尼安德特人同床会导致致命癌症。"

本书介绍的好几种性病都是跨物种传播的。疱疹病毒和HIV来自黑猩猩,阴虱来自大猩猩。但是通过动物传播并不意味着我们就一定和猿类发生过性行为，当然也没人能证明我们没有发生过。科学家认为，人类是因为直接接触了黑猩猩的血液才染上了疱疹病毒和HIV。另外，也可能是因为一个无辜的举动（借用大猩猩的巢穴）而染上了阴虱。

不过，要想感染HPV，必须得跟人同床。这是病毒的DNA决定的。科学家通过检测赋予病毒各项特征的基因，对每种特征出现的时间提出了假设。比如，早在4000万年前，HPV-16就已经专门通过生殖器黏膜传播了，也就是说，它在感染我们之前就已经是"生殖器专家"了。

此外，尼安德特人向人类传播HPV也不是一蹴而就的。目前已经发现好几种不同的HPV-16变种，科学家由此得出结论：过去8万年间，我们人类一定曾多次与尼安德特人交媾，才会感染了这么多种病毒。

早期人类与尼安德特人发生性关系一说并不是毫无凭据。据说，许多现代人体内携带了1%~4%的尼安德特人基因。换句话说，我们从尼安德特人身上遗传来的不只是病毒的DNA。

细胞变化

癌症——何其沉重的词汇，它出自希腊语的"karkinos"，意为螃蟹。医学之父希波克拉底早在公元前400年便形容癌症形如螃蟹。他检查的那些恶性肿瘤具有侵袭性，会穿透周边的正常组织和皮肤，造成肿块，像蟹壳一样又硬又圆。它们在周围健康的组织上横冲直撞，形成的凸起确实有点像锋利的蟹钳。

癌症和癌症也不一样，说来说去，每种癌症都是不一样的疾病。有的进展缓慢且病情轻微，哪怕长了10年，只需要一刀割掉就好；有的则凶猛异常，甚至还没来得及发现就已经夺去了患者的性命。所有癌症都有个共同点，那就是单个细胞的遗传物质积累了太多错误，或者说突变了——突然干起坏事来，开展了它的程序设定之外的新活动。

人体内每一个细胞都包含着全套遗传物质。细胞不断分裂，遗传编码也必须不断复制。编码如此烦琐，复制时难免出错，或添或减，又或调换位置。总的来说，这样的突变无伤大雅。但一些变异会让细胞拥有不该有的本事。

癌细胞便有着诸般本领。它们虽不再正常工作，却仍能顽强存活，甚至可以肆意分裂。一团团恶性细胞聚在一起，就成了肿瘤。它们如饥饿的螃蟹一样，侵吞周围组织，又通过血液和淋巴扩散至身体其他部分。

几周后，埃德娜的涂片检查结果发到了我的邮箱。

"我得癌症了吗？"她接到我的电话，焦急地问。

"没有，"我说，"没得癌症，不过得再给你仔细检查一下。"

"没得癌症的话,那我有什么问题呢?"埃德娜问。电话那头的她呼吸有些急促。

"你可以把它想象成一台天平,"我说,"正常细胞在一头,癌细胞在另一头,而 HPV 引起的细胞变化就在中间某个位置。通常来说,咱们的免疫系统会应付 HPV 感染,保证一切恢复正常。但要是没恢复,那些变化会愈演愈烈。多年以后,严重的变化就会逐渐演变成癌症。你的细胞有些变化,需要再进一步观察一下,但这不代表你得了癌症。"

"尚且没得罢了。"埃德娜说。

"不管怎么说,咱们现在已经做了涂片检查,及时发现了这个情况,就挺好的。"

"可我 3 年前做的涂片检查显示,我一点毛病都没有啊。"埃德娜说。

"细胞变化没那么快的,"我说,"只要跟着筛查计划走,一般都能在发展成癌症前检查出问题。"

"一般?"埃德娜说。

"我知道遇上这事不好受,"我说,"但你现在已经被录入系统了,我会让妇科医生采点你的组织样本——就在你的宫颈黏膜上取一点点活体组织,然后将其放在显微镜下检查一下。"

"那然后呢?"

"组织样本可能正常,也可能出现需要治疗的细胞变化。咱们就先等等看吧。"

"行。"埃德娜说。

"在下次问诊前,你还有什么想问的吗?"

"没有了。"埃德娜说。

"你确定?"

埃德娜已经挂断了电话。

阴道镜检查

为了仔细检查宫颈黏膜,妇科医生会用到一种叫作阴道镜的设备,它有个可移动的台子,上面带着一盏灯和一只双筒显微镜。这台设备可以放在妇科椅前面,射灯的强光直射进患者的阴道。透过双筒显微镜,医生不用侵入就能近距离观察黏膜。

阴道镜英文为"colposcope",源自两个希腊语单词:一个是"kolpos",意指中空或子宫;另一个是"skopein",意为检查。

阴道镜是由德国医生汉斯·欣塞尔曼(Hans Hinselmann)于1925年研发的。传言中他脾气倔强,稍显激进,但他对阴道镜的发明充满激情,坚信它将永远改变妇科和生殖器癌症诊断的历史。然而,他的研究遇到了阻力。有几位同事斥其为不切实际之物,认为专家不用阴道镜就能轻松诊断黏膜的变化。欣塞尔曼则进行了反击,当时每年有40万人死于宫颈癌,他谴责所有不用阴道镜的医生,说他们是癌症的帮凶。

前文提到的用软下疳治疗梅毒的卡尔·威尔海姆·伯克也是个固执己见的人,不过与他不同,欣塞尔曼的固执是对的。阴道镜确实永远改变了妇科诊断的历史,至今仍在使用,让医生得以更好地帮助埃德娜这样的患者。不过,从阴道镜发明之初到投入日常使用的过程中,它在奥斯威辛集中营见证了一段恐怖的历史。

1943年,奥斯威辛集中营的负责人、党卫军医生爱德华·维尔茨(Eduard Wirths)与欣塞尔曼合作开展了早期宫颈癌研究,欣塞尔曼为营地里提供了阴道镜。被抓来的犹太妇女刚下囚车就被征召入组,送到令人闻风丧胆的10号楼,那里进行了许多骇人听闻的医学实验。在那里,实验人员用阴道镜检查这些妇女的宫颈细胞,一旦怀疑有细胞变化,爱德华·维尔茨便会切下"样本",送到实验室由欣塞尔曼等人切碎后在显微镜下进行检测,确认是否有细胞变化和癌症。

与我们听到的集中营里的其他实验相比,这样的"筛查"貌似不算太糟,人们甚至可能以为这种针对早期癌症的检查会对患者有益,但事实并非如此。

爱德华·维尔茨可不是什么善良的医生,不仅技术差劲,还心狠手辣。只需取点黏膜样本就能完成的检查,他偏要把整个宫颈都切下来,哪怕出现细胞变化的概率极低也要如此。那些女性本就被集中营的生活折磨得虚弱不堪,手术后就经常出现大出血。而且,这些"研究"从头到尾都不是为了治病救人。手术后也没有后续治疗，就算真有癌症或细胞变化也放任不管。一旦被割除了宫颈，这些妇女即被认定不适合后续实验而被直接送进毒气室。

阴道镜是在20世纪20年代发明的，20世纪40年代通过上述"研究"得到改良，但直到20世纪60年代才开始广泛应用，或许是人们不愿意采纳和承认纳粹医生的研究吧。但不管怎样，阴道镜确实是一项在检查细胞变化方面极为实用的重要医学器械。

给埃德娜做检查的妇科医生用阴道镜放大黏膜，以便仔细观察。她把醋酸涂在黏膜上，这样，可疑的组织颜色就会变得更浅——这也来自欣塞尔曼的发现。接着，用活体组织取样钳来取样。

组织样本被移交给病理专家，他们将其切成薄薄的切片，然后像涂片检查一样，再用显微镜来仔细观察。如果病理专家在细胞和组织样本中都发现了变化，患者通常会接受一种叫作宫颈锥切术的小手术，即切除宫颈的部分组织，清除病灶，以防止其发展成癌症。如果患者的情况更严重，癌细胞范围已经超出了外层黏膜，单纯的锥切术就不适用了。这种情况下，就得切除患者宫颈的更大部分，甚至是整个子宫。最糟糕的情况是癌症已经扩散到身体其他部位。不过幸运的是，埃德娜并没有遭遇这样的厄运。

"这几周都像活在梦里一样。"她说。

我们正在电话里聊天,她的活检结果终于出来了。

"我的脑子里除了癌症什么想法都没有。"

"但你并没有得癌症,"我说,"只是上一次宫颈涂片检查结果不正常,需要一年内再做一次。除此之外,你不需要任何后续治疗。你的组织样本完全正常。"

"要是当初接种了 HPV 疫苗就好了。"埃德娜说。

"现在也能接种啊。"我说。

"现在接种会不会有点晚了?"

"当然是越早越好,"我说,"但是有那么多不同类型的 HPV,你可能还会再感染其他类型,所以现在接种也不迟。"

"你能帮我接种吗?"埃德娜问。

"当然,"我说,"我可以给你开处方,然后安排个时间。"

细胞切片

我们得感谢一个名叫海瑞塔·拉克斯(Henrietta Lacks)的烟农,正因为她,我们才有了能预防 HPV 的疫苗。1951 年,31 岁的她一段时间以来一直存在阴道异常出血的问题,让她十分担忧,于是去看了医生。当时,她被送到巴尔的摩市的约翰·霍普金斯(Johns Hopkins)医院接受检查,那是当时为数不多愿意接待贫困黑人病患的医院。医院接待处将白人患者和像拉克斯这样的黑人进行了隔离，尽管她得到了医治，但很可能还是遭遇了种族歧视和不公平待遇。

拉克斯接受了一名妇科医生的检查，医生发现她的宫颈处有个较大的恶性肿瘤。医生从肿瘤中取了一份组织样本，然后把它送去了细胞生物学家乔治·盖（George Gey）主管的实验室。

盖博士已经检测并培养了许多宫颈癌患者的细胞。这些细胞培养物在人体外能存活几天，但迟早会寿终正寝。然而，拉克斯的细胞却很特殊：它们就是不死，不仅在体外存活得好好的，还分裂得越来越多。

实验室里拉克斯的癌细胞如野草般疯长，而她本人的病情也迅速恶化。她接受了放射治疗，但无济于事，最终在发现肿瘤的同一年离世，留下了五个孩子和丈夫大卫·拉克斯（David Lacks），还有一群不断分裂的细胞。盖博士留下了她的癌细胞，并继续培养它们，以供科学研究之用。他给这些细胞起名为"海拉"，并把样本送给了同事们，让他们也能培养这些细胞，将其用于研究，然后再不断寄给他们的其他同事。很快，源自海瑞塔·拉克斯的癌细胞便遍布全球的实验室，就像把一根插枝、一团发面送给朋友和熟人一样。

海拉细胞被誉为世界上首个永生细胞系，也就是说，这些细胞经过特殊突变，能够在人体外存活。它也是全球研究中应用最广泛的细胞系。这些细胞能稳定繁殖，生产出完全相同的复制品，让科学家得以轻松地测试药物，并与其他研究团队和其他国家的研究结果进行比较。海拉细胞加深了我们对人体的了解，让我们发现人类细胞含有 46 条染色体，为我们带来了抗癌药物和脊髓灰质炎疫苗等成果，甚至还被带入太空遨游。直到诺贝尔奖得主、病毒学家哈拉尔德·楚尔·豪森（Harald Zur Hausen）在海拉细胞的遗传物质中发现 HPV-18 的 DNA，人类才发现 HPV 与癌症之间的联系——进而促成了 HPV 疫苗的问世。

海瑞塔·拉克斯的逝去固然令人惋惜，但她为全世界带来了不可估量的医学进步，帮助了无数人。海拉细胞在许多研究领域中被视为标准细胞，但其使用并非毫无争议。这些细胞是在海瑞塔·拉克斯不知情或未经同意的情况下取出来的，她的家人对这些细胞没有任何控制权或所有权。对此我们能做的不多，但至少应该记住她，尊重她。

9
惹人烦的小妹妹

— **谈谈支原体感染** —

我就是小美！我咬人是因为我喜欢！
——出自托芙·扬松（Tove Jansson）创作的 *Moomin* 系列

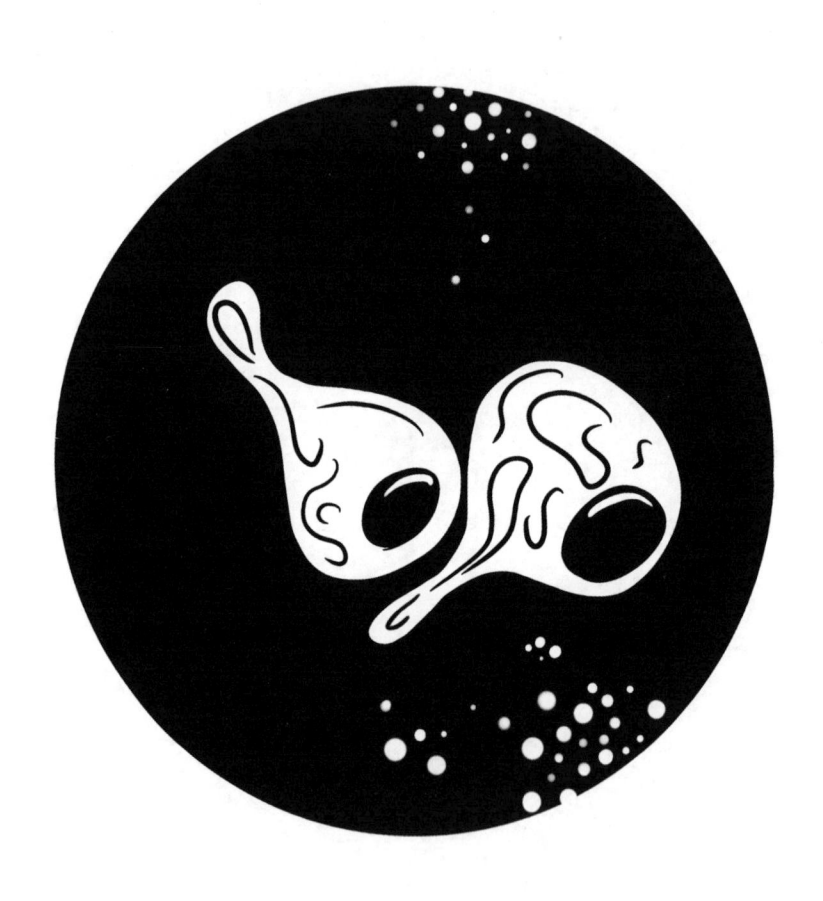

"实话说……"我的下一个患者说。

她叫玛丽亚姆（Maryam），喜欢吹毛求疵——对我吹毛求疵。

玛丽亚姆不是来找我看病的，她没什么症状，不需要做化验。她只想做个性病自检——需要去洗手间取个样，把试剂盒放进墙上挂的邮筒里，等着样本寄到实验室去做分析就好。

给玛丽亚姆的检测盒里有一根细细的像棉签一样的拭子，需要将其插到阴道里。里面还有个装了点药液的小试管，需要把取样后的拭子放入其中。她问了诊所助理一个问题：

"这个试剂盒能检测什么性病？能测出来支原体吗？"

助理告诉她，她拿的是衣原体试剂盒，不能检测支原体。

"那我能不能再要个支原体试剂盒啊？"玛丽亚姆问。

"不行，"助理说，"我们没这个项目。"

就这样，玛丽亚姆觉得自己受到了冒犯，甚至还有点儿生气。她看过支原体对身体有害的文章，还认识一个刚刚染上支原体的人。她知道医疗机构能做支原体检测，觉得不让她做的话就不太公道。她确信助理说得肯定不对，于是就出现了"我要跟医生谈"的僵局。助理敲了敲我的门，把玛丽亚姆领进来。

我们就这么见面了。

我给她指了指椅子说："请坐吧。"她并没有坐，而是站在门口，摆出一脸不高兴的样子。我也能理解，这个检测标准确实很难读懂，也很难令人满意。和玛丽亚姆不一样，我是认真读过的。

"为什么不能做支原体检测？"她问。

"你有没有什么阴唇或阴道方面的症状？"我问。

"没有，"玛丽亚姆回答，"但我读到过，感染支原体时可能也没有症状。"

"确实。"我说。

"那我可能有支原体感染吧？"

"有可能。"

"那我不就得做检测嘛！"

"不，"我说，"其实不用。"

由生殖支原体引发的支原体感染，也被称作"沙眼衣原体感染的小妹妹"。我觉得这个称呼有两方面的含义。

首先，支原体（mycoplasma）这个名字听起来就说明它很小，有点像性病界的小美（《姆明》里的角色）。实际上，支原体家族是我们已知最小的微生物，小到需要用电子显微镜才能看见。一旦瞥见它们，你就会发现它们长得有点像小美的脑袋，还顶着个小发髻。

其次，支原体感染可以引起与沙眼衣原体感染相同的症状，也可能导致相同的并发症，比如尿尿时有灼热感、生殖器瘙痒、分泌物异常等。如果特别不走运，还可能引发附睾炎、盆腔炎，并影响生育能力。幸运的是，这种疾病的大多数症状都十分轻微，甚至根本没有症状，就像衣原体一样，这也使它能在不知情的情况下传播。

乍一看，玛丽亚姆今天在诊所想做个支原体检测，却"没获得批准"，这似乎完全不合情理。根据上述症状，应该给全世界所有到诊所看病的人都做个支原体检测。

不过，支原体的故事我们才讲了一半。

像动画片里的小美一样，支原体是个反复无常的拧脾气，一旦铁了心，就会变得相当惹人烦，像个小妹妹一样，甩也甩不掉。

支原体就像引起淋病的淋球菌一样，容易对抗生素产生耐药性。在行医这短短几年，我就注意到了支原体的耐药性变化。以前治疗支原体感染，只需让患者连服 5 天的阿奇霉素（一种大环内酯类抗生素）即可，现在这种标准疗法对患者已经越来越不起作用了。这让治疗过程变得更为复杂，迫使我们必须用更强大、更广谱的抗生素来解决问题，目前在用的一种抗生素叫作莫西沙星。支原体已经对标准疗法产生了普遍的耐药性，现在实验室一检测到支原体，就得紧接着检查这种微生物在 DNA 水平上是否对大环内酯类抗生素有耐药性，这样才能知道是要用标准疗法，还是得放"大招"。

"大招"不能随便用，用得越多，支原体变种的耐药性就越强。有些支原体变种现在已经很难治了，更别提体内其他类型的微生物也会由此变得具有耐药性。这么一搞，招数都使完了，有一天我们会突然发现，再也没有能用的抗生素了，那还拿什么给人治病呢？

"你是说，"玛丽亚姆问，"因为可能没药可用，所以你就不给我做检查了？"

"对，"我说，"再就是，如果检查出你有支原体感染，给你治疗，那就更加速了抗生素的淘汰。"

"太离谱了！"玛丽亚姆又嚷了起来，"抗生素耐药性固然是个大问题，这谁都知道。但为什么要牵连到我头上呢？说不定我真生病了，会得盆腔炎，以后要不了小孩了。"

"这个嘛……"

"难道不是吗？"

"严格说，有可能，"我说，"但可能性不大……"

"你是不是希望我得盆腔炎啊？"

说实话，我真想直接给她做个支原体检测——但我还是忍住了。毕竟后面还有一堆患者等着我呢。作为医生，我得遵循国内及国际的健康指导方针。目前的建议是，限制支原体检测。这确实让人很难接受，毕竟有关淋病和沙眼衣原体感染的指导方针

154　与敌同眠：性传播感染和疾病的故事

可不是这么说的,那两种疾病的高危人群被鼓励做定期检查,因为得了它们可能毫无症状。虽说三者都是能导致相似问题的性病,但也不是一模一样的,不是哪种病都需要治。

"你喉咙发炎的时候有没有吃过抗生素啊?"我问。

"这有什么关系吗?"玛丽亚姆问。

"吃过吗?"我再次问,"这种问题应该很常见吧。"

"吃过。"玛丽亚姆说。

"这多半是链球菌引发的喉部感染。"我说。

玛丽亚姆耸了耸肩,我问她还记不记得当时喉咙发炎是什么感觉。

"你这是什么意思?"玛丽亚姆问。

"疼不疼?喉咙很不舒服吧?"

"当然啦,不疼的话还叫咽喉炎啊?"

"可不是嘛,"我说,"所以,你不会在没有任何症状的情况下就去看医生,然后要求做个检查,看看自己是不是得了链球菌性咽喉炎,对吗?"

玛丽亚姆明白了我举例的用意,她眯眼盯着我。

"但这完全不是一回事,支原体感染会造成严重伤害啊。"

"链球菌也一样,"我说,"还有很多我们身体里一直携带的其他细菌也是。它们不一定会造成问题。如果仅仅因为它们存在就要消灭它们,我们手头的抗生素转眼就会用光,结果可不是更健康——而是更糟。"

支原体比较好的一点是，大多数被感染的人都不会有什么症状或并发症，只是成了这种微生物的携带者。我们甚至可以把它归入正常的生殖器微生物，就像很多人喉咙里有链球菌也不觉得难受一样。如果人们没什么情况就去检查，结果发现有支原体感染，医生也许会觉得有责任给他们治疗，但其实根本没必要。所以我们不做支原体检测，有时候不知道反而能放宽心，对支原体感染而言就是如此。

"可是如果我真的出了问题该怎么办？"玛丽亚姆问。

"那到时我们会给你做检查和治疗。"我回答。

任何出现性病症状的人都可以检查支原体。如果结果呈阳性，就要治疗感染。患者一般会先检查沙眼衣原体感染和淋病，如果检查出来有这些疾病，就得及时接受治疗。同时患上两种性病也是很有可能的，比如沙眼衣原体感染和支原体感染。如果沙眼衣原体是引起症状的原因，就不需用抗生素治疗跟病情无关的支原体了。为了保证治疗效果，接受治疗的支原体感染者，其当下的性伴侣也要接受检测。

"我不是不想帮你，"我告诉玛丽亚姆，"但对你我来说，最聪明的做法是遵守指南规定，避免不必要的治疗。我们要把检测和治疗留给真正需要的人。"

"也许吧，"玛丽亚姆说，"但老实说！我听到的别人的检查情况，还有我在网上看到的信息，可不是这样。你们医生到底能不能统一一下看法啊？"

说完，她转身消失在了门外。

期望与失望

患者在进入医生办公室前了解的事，自然会影响他们对就诊的期望。那种医生垄断知识、患者一无所知的日子已经一去不复返了。现在人人都能上网查资料，还能看书。患者比以往任何时候都更加见多识广。

知识就是力量。患者在了解自己的治疗选择和权利之后，更有可能对医疗服务提出要求。医生常常会发现，患者对某种特定疾病或症状的了解比他们知道的还要丰富。这就实现了医患权利的平衡，这点其实非常不错。

我喜欢我的患者做足功课，这样就可以提高我们的对话质量，但信息泛滥也不全是好事。有时，过时的知识、谣传和误解可能会导致患者产生不必要的焦虑和深深的失望，就比如一定要检查、治疗支原体感染这种情况，我是真心不愿碰到。

10
奇痒无比
- 谈谈疥疮 -

疥疮会找上那些没有指甲来挠痒痒的人。

——斯瓦希里谚语,原句为"Upele hupew wasio kucha"。该谚语指穷人无法帮助自己的困境。

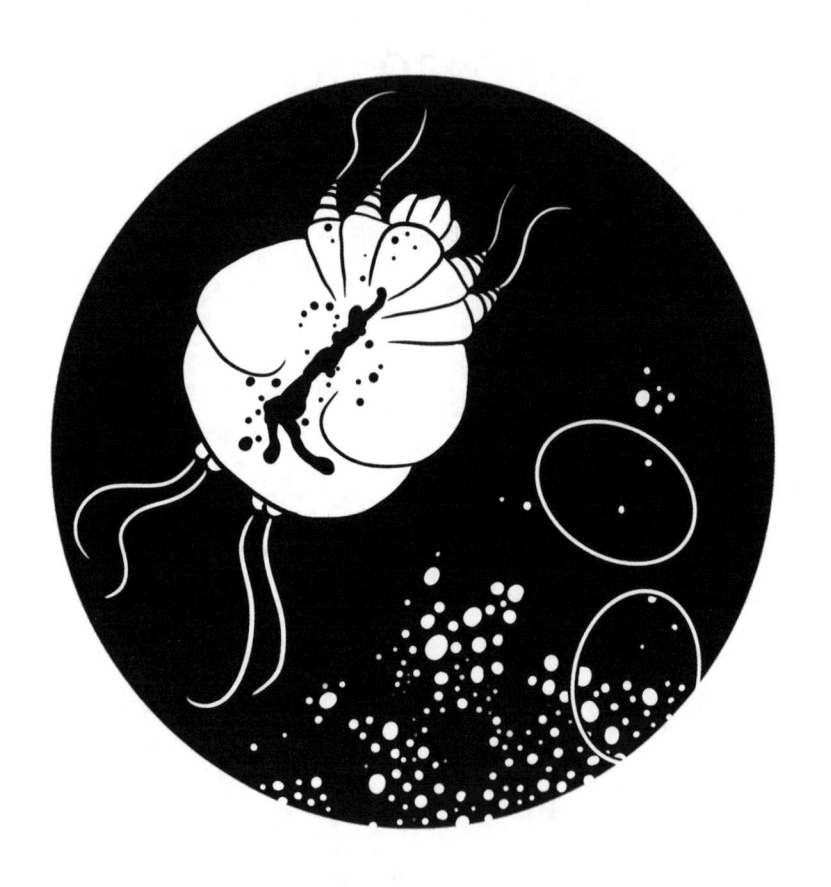

痒是最要命的。在这一点上,我和我的患者萨拉(Sarah)达成了共识。这玩意儿能在关键时刻勾走你的心神。当你竭尽全力控制住拿指甲把皮肤抓烂的冲动,脸上出现痛苦又紧张的神情时,足以让所有人对你敬而远之。可怜的萨拉奇痒难耐——英文管这种情况叫"The Itch",首字母都用了大写。她眼里噙着泪花对我说:

"我猜是得了疥疮。"

她猜得一点儿没错,确实是疥疮。我握住她的手,检查她指间的皮肤,发现了疥螨隧道——疥螨像微型鼹鼠一样在皮肤下挖洞后留下的细微痕迹。在她小麦色的皮肤上,这些疥螨隧道的颜色显得灰乎乎的。

疥疮是种常见的皮肤病,近年来在挪威更是一发不可收拾。即使经历了几个月的疫情隔离,也没能让它消停下来。

"我痒得睡不着!"萨拉抱怨道。

这也不足为奇。可怕的瘙痒在越热的时候越严重,晚上躺进被窝里或是在炎炎夏日里是最为难熬的。

蜘蛛女侠

疥疮是由感染疥螨引起的,而疥螨其实是蜘蛛家族的一员,属于蛛形纲。换句话说,疥疮患者有点像彼得·帕克(Peter Parker),也就是蜘蛛侠,只不过没有超能力罢了。疥螨的学名为"*Sarcoptes scabiei*",它是一种寄生虫,以人类为宿主,却不给我们任何回报。

疥疮通过皮肤接触传染,比如通过性行为传染,但也不只这一条途径,它也很容易从家人、朋友身上感染,幼儿园就是个很容易发生传染的地方。因此,有关疥疮的更准确的说法应该是亲密接触传染病而不是性接触传染病。

"我和另外四个人合租一套房子。"萨拉说。

"房子大吗?"我问。

萨拉苦笑了一下,没说话。

"不是吧。"我叹了一声。

"我们的卧室很小,"她说,"有个共用客厅,大伙都经常去,沙发只有一张。"

"不是吧。"我又叹了一声。

"可不,"萨拉说,"现在我们五个人都开始痒了。"

"真不容易。"我说。

以前,人们喜欢把疥疮与贫穷、卫生条件差联系在一起,但这其实并不准确。疥螨是洗不掉的,无论个人卫生习惯有多好,还是有可能感染。所以说，疥疮和你的身份地位无关，只不过富人的情况会好一点（什么时候不是呢）——比起窝在小公寓里，住在大别墅里自然更不容易把疥螨传给家人。

"什么时候开始的？"我问。

"说不太清，"萨拉说，"是慢慢开始的，我也不确定是怎么染上的。我一个室友的女朋友得了疥疮，但那会儿我们都没感觉到痒，过了好久之后才开始痒的。"

"理应如此，"我说，"得了疥疮不会马上就开始痒。"

"但肯定不会花这么长时间吧，"萨拉说，"她来访一个多月以后才有人开始痒。我们差不多都是同一时间开始发痒的。"

"疥疮本身不会引起瘙痒，"我解释道，"痒是过敏反应，感染后要过很长时间，甚至数周，身体才会起反应并出现症状。"

我详细介绍了一番，告诉她人体不仅对疥螨本身过敏，还对它留在皮肤上的卵和排泄物过敏。

"这可太离谱了。"萨拉打了个激灵。

我耸耸肩。"疥螨是活的，"我说，"它当然要吃喝拉撒。"

有的感染过疥疮的人会发现身体的过敏反应发生得更快，感染几小时或几天后就会开始发痒。除了痒，过敏还会导致皮肤出现红斑和水疱。

"你长皮疹了吗？"我问。

萨拉坐到检查床上，脱下了上衣。

疥疮感染的皮疹除了常在指缝间出现，还会在手腕下侧、乳头周围、男性的阴茎和睾丸附近，以及腰间出现。小孩子的头皮上也可能会得疥疮，但成年人一般不会。过敏反应可能会让瘙痒和皮疹蔓延至大片皮肤，哪怕那些部位并没有遭到疥螨的侵袭。

萨拉的肚子和上臂都是红点，身上也布满了抓痕，看起来是指甲抓出的小伤口。

"我忍不住，"她说，"太难受了。"

"我能理解，"我说，"疥疮是能治好的。"

萨拉点了点头，说："太好了。"

"我可以用刀片在你指缝间轻轻刮一下吗？"我拿起一把手术刀问，"不会割到你，也不会弄痛你。"

"请便。"萨拉说。

我一刮，皮肤上的小颗粒就掉了下来，像雪花一样飘到她手下的载玻片上。

"这是要干什么？"萨拉问。

"我想看看能不能找到疥螨，"我说，"它们特别小，运气好的话没准能看见。我还想用透明胶带试着抓住几只。"

"透明胶带？"萨拉问。

我放下载玻片，拿出一卷常见的透明胶带，粘在萨拉的指缝间，然后撕了下来。

"疥螨是这么抓的吗？"萨拉问，"抓到了没？"

"说实话，"我说，"我觉得没有。"

"但是它们就在我身上，对吧？"萨拉问。

"对，"我说，"看你指缝间那些纹路，再加上你说自己和室友都觉得痒，八九不离十就是这样。"

"如果我手上现在有疥螨，"萨拉问，"是不是跟人握手时也可能传染给别人？我需要给最近碰见的所有人打电话吗？"

"不用，"我说，"通知那些跟你有长期密切接触的人就行。你的所有室友都需要采取行动。但一般来说，握个手、拥抱一下导致传染的概率并不大。"

"那我就放心了。"萨拉说。

疥螨为什么只能通过长时间的皮肤接触来传播？因为这家伙小得可怜，爬得也慢，跟别人拥抱、握手的几秒钟里，它压根儿爬不到新宿主身上去。即使遇上暖和的天气，疥螨在皮肤上自由自在地溜达，一只疥螨成虫状态最好的时候1分钟也只能走2.5厘米，以这种速度它恐怕怎么也赶不上"车"。医学教科书和相关参考书一般认为，人们的皮肤接触得持续10~15分钟，才能传染疥螨。这些数字是怎么得来的，我并不清楚。通过衣物、毛巾、床单接触而感染的概率也不大，但不是没有。有个研究就证明了这一点：277名受试者躺到重度疥疮患者躺过的床上，结果只有4个人染上了疥疮。话说回来，我还是建议将可能有疥螨或虫卵的衣物、纺织品冷冻或收纳起来。没有人体宿主，疥螨通常一两天就会死掉，不过它们在寒冷条件下会活得更久，这也是冬天比夏天更容易得疥疮的原因。也许疥螨（或者说某些疥螨）能活得比我们以前认为的更久。挪威斯塔万格大学附属医院皮肤科医生检查了那些反复得疥疮的患者的手机壳，结果发现上面竟然有活蹦乱跳的疥螨。

羞于见人的小虫子

我把胶带条和刮下来的皮屑放在显微镜下仔细观察，可惜什么也没找到。

我要找的疥螨是个透明的灰色小东西，身体呈椭圆形，像龟壳一样，有 4 对足，有的腿上还长着吸盘。这种虫子没有眼睛，是个瞎子，长得有点儿像缓步动物。总之，它很丑，但是从某种角度看，又有点儿可爱。

不管怎么说，我还是没找到它存在的迹象。据说，疥疮患者身上只有十几只活着的疥螨，所以光用胶带粘或用刀刮皮屑，是很难抓住它们的。还有一个办法就是用针轻轻扎进疥螨隧道里，看能不能扎住一只，不管是死的还是活的。但到现在我也没成功过，疥螨不到半毫米长，扎在针尖上大概就像一粒微尘一样。我也可以用皮肤镜来寻找它，那是一种带放大镜和内置灯的仪器，可以直接将其放在皮肤上仔细观察，但是得等遇到下一个疥疮患者了——萨拉已经确诊了，在她身上花太多时间做检查也不合适。她身上有疥疮的典型特征，即疥螨隧道和皮疹。这就足以给她开药了。

疥螨的一生

要想去除阴虱，只需把患者的毛发剃光。但要想去除疥螨，光靠"表面功夫"是不行的。疥螨可不会客气，它会钻进皮肤里，藏在深处。

在疥螨的世界里（就像所有有智慧的物种一样），雌性承担着最重要的任务。它们不仅比雄性大一倍，还是探险家。就像疥螨界的马可·波罗（Marco Polo），它们迁徙到新的未知宿主身上，为的是找个好住处。

雌性疥螨选好一块看着不错的皮肤，就开始挖洞。它们会分泌一种物质，能溶解表层皮肤，以形成一个开口。进入洞口后，便会扎进皮肤细胞之间，挖出细小的通路或隧道，在皮肤上留下灰色、红色、棕色的条纹痕迹，也就是我在萨拉指间发现的疥螨隧道。如果光线好的话，不用放大镜也能看到它们。

和其他动物一样，雌性疥螨怀孕期间需要大量进食，以确保产下更多健康的卵。不同于阴虱，疥螨不吸血，据说它是靠吸食细胞外液（皮肤细胞之间的体液）来生存。疥螨隧道里温暖、舒适，这也是产卵的地方，每天能产两三个。疥螨的卵可不是闹着玩的：它和疥螨圆圆的小身子相比能达到疥螨自身大小的一半！这确实让我们对人类自身分娩的难度产生了怀疑。除了产卵，雌性疥螨还要排泄。就这么一直挖洞、产卵、排泄，直到生命的终结，死在自己挖掘出来的隧道尽头，结束自己 4~6 周的短暂生命。届时，它会产下约 40 枚卵，挖出长达 1.5 厘米的隧道，这将是它一生的"杰作"。

几天后，卵会孵化成小小的六腿幼虫。它们会爬到皮肤表面，在新的地方钻洞，然后在那里经历各个发育阶段，直至长成成熟的疥螨。

雄性疥螨自己不挖洞，但经常去雌性疥螨的洞里转悠。它们交配一次后，雌性就会怀孕，然后就能一直产受精卵，直到死亡。当雌性疥螨离开洞穴，寻找新的地方来挖掘容身之所，或是到另一个人身上安家时，新一轮的生命循环就又开始了。

治 疗

萨拉算是幸运的，因为古罗马科学家老普林尼（Pliny the Elder）开创的疥疮治疗药方，如今已不再使用了。他认为，把驴尿及土和成泥并涂抹在皮肤上，对疥疮发作能起到良好的缓解作用。冰凉的泥巴确实可能有舒缓的效果，尿液也确实有清洁作用（在老普林尼的时代，人们曾收集尿液来清洗衣服），相对而言，我还是更喜欢现在的做法。但治疗疥疮也并非很简单，我建议萨拉去药店买杀灭疥螨的药膏。

"你们得一起抹药，"我说，"全身上下都要涂上。"

"好吧。"萨拉说。

"全身都要涂满，"我接着说，"指甲、肚脐、脸部到发际线、生殖器到肛门都要涂。我一会儿给你发送药膏的使用说明。"

"好吧。"萨拉又说。

"药膏需要在皮肤上停留 24 小时，"我继续说，"任何部位，包括手。如果没到时间就洗掉了，必须得重涂一遍。"

"没开玩笑吧？"萨拉问。

"我还没说完呢，"我说，"衣服和床单要么用 60 摄氏度的水洗，要么冷冻，要么放一周后再穿或使用。"

"这怎么办得到啊，"萨拉说，"我们五个人只有一台洗衣机，一个晾衣架。冰箱里连两盒冰激凌都放不下，根本没地方放东西。"

"没有储藏室吗？"我问。

"没有。"萨拉说。

"那你们能出去住吗？回自己家，洗个澡，全身涂上药膏，把穿过的衣服洗干净。把租的公寓腾空出来一周，等所有的疥螨都死掉再回去？"

"我要是回去感染了兄弟姐妹，我爸妈肯定不高兴。"萨拉说。

"那你的家里有空房间吗？"

萨拉苦笑："没有，借住别人的房子也不方便。"

"这还没说完呢。"我说。

"还有吗？！"萨拉说。

"一周后你们还得重复治疗一遍，因为药物只能杀死已孵化的疥螨，杀不死虫卵。"

"这……"萨拉说。

"而且这药不便宜。"

"有多贵?"萨拉问。

"得看你涂满全身需要多少管药了,"我说,"每个人每个疗程大概得需要1 000挪威克朗[①]。"

萨拉叹了口气。我也叹了口气。钱到用时方恨少。

"我知道这对你和室友来说负担不小,"我说,"但你们必须得想个办法。"

我对萨拉说,治完了疥疮,痒感也不会立马停止。因为即使疥螨死了,过敏症状还得几周甚至几个月后才能减轻。但别担心,这并不奇怪。很多人遇到这种情况,以为治疗没有用,但其实并不是这样。

"我会给你开些止痒的药,"我说,"如果第二个疗程结束的一个月以后还是痒,就得回来复诊。"

"会不会治不好?"萨拉沮丧地问。

"要是两个疗程后药膏没用,那吃点药片也许能管用。"我说。

"但还是得先涂药膏,是吧?"萨拉问。

"对,"我说,"祝你好运。"

"谢谢,"萨拉说着朝门口走去,"我们确实需要点好运气。"

[①] 1挪威克朗约等于0.65人民币。

疥疮怎么突然这么猖獗了

疥疮听起来像在过去卫生条件较差的时候人会得的病，最近却愈演愈烈，相继攻占了奥斯陆、斯塔万格、卑尔根、特隆赫姆。药店的疥疮药已经供不应求。挪威处方数据库报告，抗疥疮片剂的处方数量比以往任何时候都要多，大家急得像热锅上的蚂蚁。到底什么时候能摆脱这股"痒"潮呢？

疥疮怎么突然这么猖獗了？这实在不好说。是年轻人性生活的习惯变了，还是疥螨长本事了？

疥螨对扑灭司林（即苄氯菊酯，疥螨药膏的有效成分）的抵抗力似乎越来越强了。1994年的实验室研究发现，疥螨接触扑灭司林药膏后，1小时内全部死亡。到了2000年，新的研究发现，接触扑灭司林药膏3小时后，35%的疥螨毫发无损。最近的一项研究更是发现，接触扑灭司林药膏长达12小时后，25%的疥螨仍顽强存活着。所以，挪威公共卫生中心（NIPH）建议患者将药膏停留在身上的时间从原来的12小时延长到24小时。

如果涂了两个疗程的药膏后，疥螨还没死，就要用一种含有伊维菌素的药片来治疗了。直接吃药片听起来更方便，但挪威公共卫生中心还是建议不要把吃药作为首选方案，因为对伊维菌素有耐药性的疥螨已经被发现。

出现这种状况，也可能是因为疥螨感染率存在周期性波动，就像旅鼠和其他小型啮齿动物的种群波动一样。

第二次世界大战期间，疥疮在整个西方世界都很普遍，但20世纪50年代发生了一件非同寻常的事，让疥疮突然间消失得无影无踪——从每年接诊数百例而应接不暇，变成几年也遇不见几例。一位名叫埃尔文·爱泼斯坦（Ervin Epstein）的美国医生给世界各地的同行写信，想看看其他地方是不是也出现了疥疮病例减少的情况，结果果然不出他所料。他把这个现象写进了1955年发表的一篇题为 Trends in Scabies 的论文里，并提出各种理论加以解释。根据他的说法，最合理的解释是洗衣机和现代洗涤剂改变了家庭洗衣和打扫房间的习惯。他坚信疥疮将不可逆转地永远淡出我们的生活，并以下面这句话作结："如果你把皮疹诊断成了疥疮，那你可能就错了！"

不幸的是，事实证明爱泼斯坦错了。早在20世纪70年代初，美国就爆发了一轮疥疮大流行，多年未见或从未见过疥疮的医生对此手足无措，甚至压根儿找不出病因。后来又出现了几轮疥疮病例的波动，很难说清是什么原因。

挪威的疥疮

疥疮很讨厌，治起来也麻烦，但萨拉的状况还算不错。有些患者的疥疮特别严重，发展成了一种叫作"结痂型疥疮"的变种。这种情况很少见，通常发生在免疫力低下的患者身上，比如老年人、接受癌症治疗的人，或是患有影响免疫系统的疾病（如艾滋病）的人。

结痂型疥疮患者身上的疥螨比普通疥疮患者身上的多得多，而且会长出一层结痂状皮疹，大片大片地往下掉皮屑。结出的痂上面全是小小的疥螨，这就是结痂型疥疮比普通型疥疮更容易传染的原因：它可以通过皮肤短暂接触或是接触感染者的衣物来传播，让疥螨像野火一样传遍医疗卫生机构的各个病房。

其他国家也将结痂型疥疮称作挪威疥疮（不知为何这个名字没火起来），因为它关联到挪威一位研究疥疮的名人，他的名字还被用作结痂型疥疮的第三种称谓：伯克氏疥疮。这个人就是已故的卡尔·威尔海姆·伯克，前文介绍梅毒的章节中也提到过他。他不仅是梅毒接种法的狂热支持者，在疥疮研究的历史上也留下了浓墨重彩的一笔。1848年，伯克教授和另一位医生在麻风患者身上发现了结痂型疥疮，并对其进行了描述，所以这种病自然就以他的名字来命名了。

疥疮的历史

疥疮可能是一种古老的病。人们普遍认为，这种病已经困扰了我们2 500多年（还记得老普林尼和驴尿吗？）。不过，仅凭书面资料对历史上某种疾病的情况作出结论性的判断，显然是很困难的。

有些历史学家表示在《圣经》和老普林尼等作家的著作中见到过对结痂型疥疮的描述。但皮肤病往往是相似的，在显微镜时代之前，人们很难确切知晓瘙痒和皮疹是由哪种东西引起的。那些古老的描述很可能说的是其他侵害皮肤的疾病，比如梅毒、麻风——或是某种已经不存在的病（谢天谢地）。

举个例子，亚里士多德在 Historia Animalium 中描述，有一种虱子般的小生物，用针一刺，就会从皮肤的小孔里爬出来。这一描述可能就是疥疮，但考虑到疥螨的大小（不到半毫米，几乎透明），我觉得他描述的更有可能是肉眼可见的大虫子，而不是细微、透明的疥螨。

撇开不确定性不谈，我们其实已掌握了足够多的有关疥疮的历史。疥螨虽然不招人待见，但它在医学史上确实占有一席之地——因为疥螨是第一种被确认能引发疾病的生物。这是由意大利医生乔瓦尼·科西莫·博诺莫（Giovanni Cosimo Bonomo）于1687年发现的。他是一位热衷于使用显微镜的医生，观察了所有他能触及的人体部位和体液。他注意到了雌雄疥螨之间的区别，观察了疥螨的性行为，以及雌性疥螨产下巨卵的艰难过程。在给其导师弗朗切斯科·雷迪（Francesco Redi）的信中，他描述了自己的结论，认为他研究的那些小疥螨就是疥疮的元凶，而且这种病也是通过疥螨实现人传人的。不幸的是，没人把他的话放在心上，他的结论直至200年后才得到人们认可。

11

胯下的恐惧与憎恶

- 谈谈 HIV 与艾滋病 -

隔离病房的病床上，那个男人还在呼吸。
一口气，又一口气。
在这特殊的一天，还有个戴口罩的男子坐在他床边。
除了他，再无人探望。

——约纳斯·加德尔（Jonas Gardell），
Don't Ever Wipe Tears without Gloves

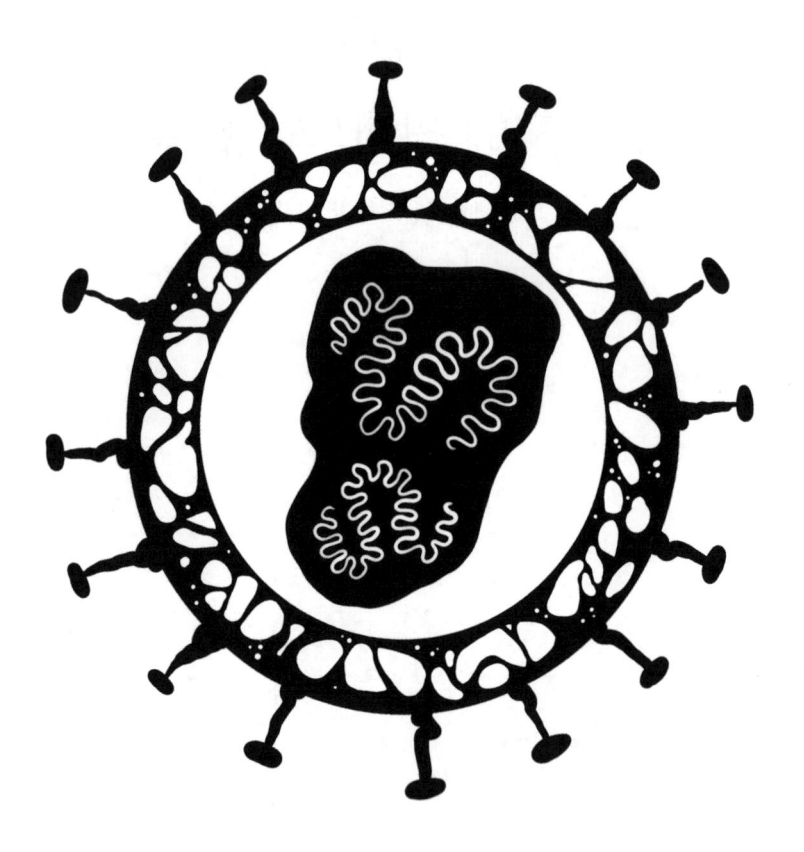

"请直说吧。"来拿检验结果的拉尔斯(Lars)说。

一时之间,我竟有点儿说不出口。尽管已经做好了准备,但我的思绪一下子全乱了,没法直截了当又不失专业地告诉他结果。真不想说啊,不想看到他的反应,不想做那个坏消息的传递者。

"至少你没感染沙眼衣原体,"我说,没有告诉他他来这儿要听的话,"也没染上淋病。这是好事。"

拉尔斯盯着我的眼睛,久久没有移开视线。他的眸子是棕色的,人还年轻,眼角没有任何岁月的痕迹。

"我的结果是阳性,对吧?"他说。

"是的,"我说,"我很抱歉。"

"我就知道,"他说,"早就知道了。"

拉尔斯做 HIV 检测是一周半之前的事了。HIV 检测就像血常规检查一样——从臂弯处抽血,送去实验室进行分析,以检测病毒的遗传物质。在发生高危性行为的 12 周后进行 HIV 检测,能得到完全可靠的结果。在此之前检测的话,如果确实感染了,一般也会出现阳性结果。

HIV 感染没法治愈。如果放任不管，病毒会逐渐破坏人体免疫系统，直到发展成艾滋病。艾滋病是一种综合征，会同时出现多种不同疾病，危害健康，甚至致人死亡。但拉尔斯不会死，因为他生活在公共卫生服务良好的国家，感染后甚至不会表现出症状，只要控制住体内的病毒，他就能过正常的生活。

而我之所以犹豫不决，不愿告诉他感染的事实，也是有原因的。因为无论你生活在世界的哪个角落，感染了 HIV 都不是闹着玩的。

除非制药行业有什么革命性的发现，否则拉尔斯将永远无法摆脱患者的身份，他将不得不服药，并终生做定期检查。此外，他还必须面对各种对 HIV 的误解，面对他人的流言和恐惧，这本身就是一种沉重的负担。

起　源

让我们一起回到 1980 年的美国洛杉矶，想象一位和拉尔斯很像的年轻人，他疲惫不堪，身体难受得要命，于是去看了医生。

他坐到检查床上，上身赤裸，肋骨根根分明，像皮肤下长了条纹。医生刚用听诊器检查完他的心肺，把手稳稳放到了患者的胸口。

"你发热了。"医生说。

"这我也知道。"年轻人无力地说。

明亮、整洁的诊室有个大窗户,窗外就是一条宽阔而笔直的高速公路,时不时有豪华、闪耀的敞篷车经过。车里尽是些留着爆炸头、垫着厚肩垫、鼻子上架着方形墨镜的潮人。

年轻人呼吸急促又困难,检查时不时地被他剧烈的咳嗽打断。

"我一刻也受不了了。"他说。

他很害怕,从来没生过这样的病,夜里醒来全身浸透了汗,呼吸变得无比困难,有时感觉像要窒息,似乎马上就要撒手人寰。他害怕父母一直说的都是对的:像他这样的人,通往地狱的路近在眼前,这是他罪有应得。

医生给他开了治疗肺炎的抗生素药片,但没有用。年轻人回来复诊时,情况更糟了:他变得更加瘦弱,呼吸急促得让人瘆得慌。医生更困惑了,于是把他送进了大医院。

起初,大医院的医生也摸不着头脑。这个患者还年轻,以前也很健康,现在似乎被一种神秘的肺部感染彻底击垮了。他们做了各种化验和 X 线检查来查找病因,最终在检查患者咳出的痰块时,从显微镜下找到了答案——他们发现了一种令人惊讶的微生物。

患者患有严重的肺部感染,是由一种叫作耶氏肺孢子菌的真菌引起的。令人惊讶的是,这种感染通常只见于免疫缺陷患者,医生不明白为什么像他这样的年轻人会出现这种问题。

随后,洛杉矶又出现了新的耶氏肺孢子菌肺炎患者,让更多医生为之挠头。从 1980 年底到 1981 年初，共出现 5 例类似的肺炎病例。患者都是看着很健康的男性，医生不明白发生了什么，为什么单单是他们得了这病。唯一共同点是他们的性取向：这几个人都是同性恋者。

"同性恋癌症"与谣言

"上周传言说，纽约的同性恋群体罹患了一种古怪的新病。"医生兼记者的劳伦斯·D. 马斯（Lawrence D. Mass）在 1981 年 5 月 18 日的同性恋报纸 *New York Native* 上写道。同时，他还安慰读者：一位接受采访的公共卫生部门代表认为，大家不必大惊小怪，洛杉矶并没有肆虐的"同性恋癌症"，那都是谣言。

事后看来，当时这篇题为"Disease Rumors Largely Unfounded"的文章不禁令人惋惜，它是第一篇有关 HIV 和艾滋病的媒体报道，却让人们错误地放松了警惕。仅仅 1 个月后，美国疾病控制中心就发布了一份关于洛杉矶 5 名同性恋男子患耶氏肺孢子菌肺炎的报告，之后事态便愈演愈烈。

在接下来的一年半里，美国当局观察到，那些以前健康的人（以年轻的同性恋男子居多），有的出现了感染，有的患了罕见的癌症，这些都是他们本不该出现的问题。

以卡波西肉瘤为例，这是一种从血管和淋巴结发展而来的癌症，会让一些患者的皮肤出现大片蓝色、棕色的斑块，然后演变成开放性溃疡。很多人因它而死。这种神秘的流行病慢慢蔓延到美国边境之外，没人知道它从何而来。

对于某些人来说，这些传言让他们产生了昨日重现的感觉——准确地说，是从15世纪末梅毒开始流行那会儿，这病不正是上帝的惩罚吗？

一开始，科学家甚至找不到合适的名字来形容这种神秘的疾病。一年多以后，这种病才被称为"同性恋免疫缺陷"（GRID），通俗地说就是"同性恋癌症"。许多生病的人都是同性恋，再加上取了这个名字，会让人不由得以为艾滋病是同性恋者才会得的病，这无疑使其失去了应有的重视，进而延误了相关研究与寻找治疗方案的进程。

但最终人们发现这种综合征并不只影响男同性恋者，必须得给它起个新名字。有一段时间，它被戏称为"4H病"，因为生病的群体主要包括血友病患者（hemophilia）、静脉注射海洛因（heroin）的瘾君子、海地（Haitian）移民和同性恋（homosexual）男性，这些群体的英文名称里都带个"H"。1982年，人们选择了更中性的"获得性免疫缺陷综合征"（acquired immunodeficiency syndrome）来命名这个疾病。

GRID、"4H病"之类的名字将艾滋病与社会边缘人群联系在了一起，这些人深受艾滋病之苦，又被大众群体视为威胁，进一步加剧了他们遭受的污名化、反感和赤裸裸的仇恨。

给 HIV 大流行找替罪羊的过程和其他传染病的历史路径如出一辙，一如几百年前的梅毒，还有这个时代新流行的新型冠状病毒感染——都是别人惹的祸。

艾滋病一开始流行，人们就盯着高危人群不放，反而忽略了人群中某些个体的高危行为。

这听起来有点吹毛求疵，其实不然。采用不同的措辞和人群分类方式，会带来不同的结果。当然，同性恋本身并不是让艾滋病感染风险增加的因素。只和固定伴侣同床的同性恋者，其感染艾滋病的风险不会高于同样行为的异性恋者，更别说那些压根没有性行为的同性恋者。相反，异性恋者也可能出现高危性行为，比如在没有保护的情况下和 HIV 携带者发生性行为。毋庸置疑，对付传染病，针对高危行为比针对高危人群更有效。

换句话说，有效预防疾病的措施是改变人们的行为，而不是他们的身份。我们没有理由像驱赶麻风患者一样把高危人群赶到荒岛上，只是为了让他们远离人群。但我们可以鼓励每个有多个性伴侣的人使用安全套，定期体检。二者的区别还是显而易见的，可惜并不是每个人都能清楚这一点。

恶魔附身

"你说你早就知道了是什么意思？"我问。

拉尔斯俯下身，指尖抵着额头。

"我怕的就是这个，"他说，"几个月前和我睡过的一个人最近告诉我，他的 HIV 检测结果是阳性。"

"真是太不幸了。"我说。

"现在再说什么也没用了，对吧？"

"也许吧，"我说，"不过有时候谈谈心也没什么坏处，想谈谈吗？"

和其他病毒一样，HIV 太小了，用肉眼或光学显微镜都看不见，但可以用电子显微镜来观察。透过镜片，你会发现 HIV 的表面布满细小、突起的触手，它像章鱼一样寻找我们免疫系统中某些细胞上的突起物。

细胞上的这些突起物叫作 CD4 分子，带有这些突起物的细胞叫作 CD4 阳性细胞。CD4 分子能发挥通信作用，含 CD4 分子的细胞在协调免疫系统各部分的工作上发挥着至关重要的作用。

HIV 上的小触手能抓住人体免疫细胞上的 CD4 分子，强行进入细胞内。一旦进入，就开始释放自己的遗传物质——单链 RNA。病毒会将 RNA 转录成双链 DNA——一种我们每个细胞里都有的用于自身复制的遗传物质。然后 HIV 将合成的 DNA 整合到我们细胞的 DNA 中，以此完成入侵。当细胞读取 HIV 的 DNA 时，就会被迫制造新的 HIV。这就是艾滋病的发展过程。

一开始，HIV 只存在于少数 CD4 阳性细胞中，但这些细胞会制造新的病毒，病毒又会去寻找并感染新的细胞。通过淋巴结，这种传染能以极快的速度扩散。因为淋巴结就像免疫系统的哨兵一样，那里有许多 CD4 分子，它们密密麻麻地聚集在一起。结果就引发了惊人的多米诺骨牌效应。

"所以我的身体在制造更多的 HIV？"拉尔斯问。

"是的，"我说，"HIV 能利用免疫系统来增殖，这会消耗免疫细胞。有的细胞感染病毒后会力竭而亡，有的则被赶来收拾残局的健康免疫细胞杀掉。"

"就跟恶魔附身一样。"拉尔斯说。

"正是这回事。"

我喜欢这个比喻——恶魔附身。细胞被剥夺了自由意志，一步步走向毁灭。

"一开始我以为自己感染了新型冠状病毒，"当我问他有没有什么症状时，拉尔斯说，"我发热来着，特别难受，后来我才想到是艾滋病。"

"有没有起皮疹啊？"我问，"很多人都会起。"

拉尔斯摇摇头。"只是发热，"他说，"也没持续多久，过了几天就好了。"

HIV 感染是通过人体自身免疫细胞快速传播的，正因为此，才导致许多患者感染后不久便会出现剧烈的免疫反应。

在早期的急性阶段，患者通常会发热，出现类似流感的症状，比如关节、肌肉酸痛，全身淋巴结肿大等，这时候血液里往往有很多病毒。如果此时他/她不知道自己感染了，也许就意识不到要采取措施来保护他人。

此后，病毒继续感染 CD4 阳性细胞，并逐渐削减健康细胞的数量。HIV 感染后的慢性潜伏期可能会持续 1~10 年，期间可能让人无从察觉，因为人体还有足够多的 CD4 阳性细胞来抵抗普通的感染、细胞变化和癌前病变。正常运作的免疫系统能把我们保护得很好，让我们忽视了这些日常的细节变化。但当 CD4 阳性细胞的数量降低到一定程度，免疫系统就崩溃了。一些本不会出现的罕见怪病就会悄悄显露——这就是艾滋病。患者遭到一系列艾滋病相关并发症的打击，日益变得形销骨立，最终去世。截至目前，已经有超过 3 400 万人遭此厄运。

"这有点像被海盗劫持了。"拉尔斯沉思了一会儿说。

"什么意思？"

"细胞就像船一样，"拉尔斯说，"海盗就是病毒，越来越多的海盗爬上来，控制了一艘又一艘船，直到占领整个舰队。"

"这倒不失为一种比喻。"

"既然永远也摆脱不掉，那我最喜欢的歌词就突然多了一层含义。"

"什么歌词啊？"我问。

"哟呵，哟呵，海盗的生活适合我！"

我摇摇头。

他笑了,我也忍不住笑了起来,为问诊过程中的这一丝幽默深感宽慰。

治疗与风险

现在,确诊感染 HIV 对患者来说已不再是死刑宣判,阳性患者也不会在隔离病房里郁郁而终。他们不用再承受医护人员的恐惧,治疗不会再被延误,不再被惊慌失措的牙医拒之门外,死后不会被装进塑料袋里并被草草掩埋,被人遗忘,也不会像以前那样因为性取向和艾滋病而让家人和朋友蒙羞。理论上,HIV 阳性患者已经踏入了一个新时代,但现实和理想之间还有很大差距。对当今世上的大多数 HIV 阳性患者而言,"染上 HIV 也能过得幸福"这个论调仍然是镜花水月。

在挪威这样的富裕国家,每年新增 HIV 感染病例不到 200 例,且共计约 4 500 名 HIV 携带者,我们有足够的钱和资源对其实施精细控制,并承担他们的治疗费用,每人每年大约需要 20 万挪威克朗。我们不仅能负担得起,而且减少新病例的数量也符合国家的长期利益。相比之下,南非居住着全球 20% 的 HIV 阳性患者,马拉维共和国有 100 多万名 HIV 携带者,艾滋病成了最致命的疾病。在这些国家,HIV 感染广泛而普遍——有资料显示,南非人口的 13% 和马拉维共和国人口的 10% 都是感染者。2006年，30%的马拉维共和国孕妇的HIV检测结果呈阳性，令人不胜唏嘘。儿童、青年、孕妇、底层妇女……这些最脆弱的群体是HIV最严重的受害者，经济贫困、教育落后，尤其是性教育的缺失，都是感染人数上升的背后推手。患者获取药物的机会也是天差地别，往往只有那些掌握最多资源的人才能得到治疗。

而我此时此刻和拉尔斯谈话的目的，并不在于为他人打抱不平，而是要安抚、宽慰他。我希望人们能谈论HIV预防相关的话题，希望感染HIV的挪威人能知道自己是安全的。还希望像拉尔斯这样的HIV阳性患者能够摆脱偏见和内疚，自在地生活。

"幸运的是，自从20世纪80年代发现艾滋病以来，情况已经发生了翻天覆地的变化。"我说。

"太好了，"拉尔斯说，"这下死不了了。"

"肯定死不了。"

"那就是说，我只要接受治疗，就连生病的迹象都不会有？"

"对，"我说，"经过良好的治疗和监控，甚至连传染性都能抹除掉。"

"完全抹除？"

"对。"我说。

艾滋病治疗说简单也简单，说难也难，患者往后余生需要每天吃药。药片里含有多种物质，能阻止体内产生新的病毒。

"你得定期验血，"我说，"通过检查RNA来测量血液中的病

11 胯下的恐惧与憎恶——谈谈HIV与艾滋病 187

毒数量。治疗的目标就是将病毒水平保持在检出限以下。"

"所以病毒会消失吗？"

"这个没法做到，但你可以不再具有传染性。我们也会检测 CD4 阳性细胞的数量，只要血液中没有病毒来破坏它们，这些细胞的数量就会保持在较高水平。如果你的 CD4 阳性细胞数量足够多，免疫系统就能正常运作。"

"如果停药会怎样？"

"病毒数量会增加，让你变得具有传染性，你的 CD4 阳性细胞会越来越少，身体会生病。细胞少到一定程度时你就会得获得性免疫缺陷综合征，也就是艾滋病。还有最坏的情况——有些病毒会变异，产生耐药性。"

"所以必须得吃药。"拉尔斯说。

"没错，"我说，"每天都得吃。"

HIV 存在于携带者的体液中，体液接触到黏膜就会传染。能导致传染的体液有血液、精液和母乳。此外，唾液、汗液、眼泪和尿液中也有病毒的存在，但它们在病毒传播中的作用微乎其微。有人惧怕和 HIV 阳性患者接吻、共用水壶、握手、拥抱，不想让 HIV 阳性的孩子和其他孩子一起上幼儿园，其实大可不必，这些接触都是相对安全的。

和没有用药的 HIV 阳性患者进行一次常规性行为的传染风

险大概是 0.1%；如果是肛交，风险就会高一些，每次暴露大概是 0.3%；口交的风险更低一些。感染风险总是被动方更大，也就是女方或者被插入肛门的一方。

换句话说：从统计学上讲，和 HIV 阳性患者做爱 1 000 次（对大多数人来说，这需要很长时间），有 1~3 次可能导致感染。当然，绝不能掉以轻心，毕竟你只有一次机会，感染也许发生在第一次，也许发生在最后一次。不过，这说明 HIV 原则上并不是很容易传染，哪怕是在没有治疗的情况下。

除了性行为，血液接触的传播风险要高得多，比如共用针头、分娩时的母婴传播或输血时误注入了 HIV 阳性患者的血液。如果皮肤有创口或损伤，性接触时的传播风险也会大大增加。发生性行为时，摩擦会导致黏膜出现小伤口和撕裂，给病毒入侵提供入口。这就是肛交比常规性行为感染风险更高的原因：阴道黏膜更为坚韧。

要是身上一开始就有伤口或撕裂，感染风险就会增加好几倍。如果同时感染其他性病的话，会造成炎症，让黏膜变得更为脆弱，更容易出血或出现创面，这会加速 HIV 的传播。这些性病包括生殖器疱疹、软下疳、梅毒和性病淋巴肉芽肿。预防和治疗其他性病，无疑是防止 HIV 扩散的明智选择。

如今，抗病毒药物的疗效已经相当显著，能让接受治疗的感染者不构成实际传染风险。未感染但存在感染风险的人，服药后也能降低风险。

用药得尽早。也就是说，暴露于 HIV 感染风险之后应尽快服用抗病毒药物，最好在 48 小时以内。这种药叫作暴露后预防（PEP）口服药，急诊科和性健康诊所里都有。PEP 口服药有点像发生性行为之后降低怀孕风险的紧急避孕药，或者说事后避孕药。还有一种每天服用的抗病毒药，也可以预防感染。这种药叫作暴露前预防（PrEP）口服药，有点像每天服用来降低怀孕风险的短效避孕药。

"我知道自己通过服药控制就很大概率不会发展成艾滋病了，"拉尔斯说，"但还是很奇怪，这么多年了还没有治愈的办法。难道没人摆脱过 HIV 吗？"

"理论上是可能的，"我说，"我了解过 3 例治愈 HIV 的案例。"

"那是怎么做到的？"

"恐怕告诉你也没用，"我说，"他们在感染 HIV 的同时还患有白血病或淋巴癌，接受了高强度的治疗和干细胞移植。癌症治疗摧毁了他们的免疫系统，包括被 HIV 感染的 CD4 阳性细胞，而干细胞移植又给了他们健康的、没有 HIV 的新免疫细胞。"

"也就是说，破解 HIV 之道的关键是得癌症？"

"所以我说，"我说，"告诉你也没用。这也印证了人体有多复杂，各部分都有关联。不过我觉得这也孕育着一线希望，治疗 HIV 的新方法可能会出现，也许用不了几年，一切就会变成另一番景象。"

"所以我只需要耐心等待。"拉尔斯说。

"我觉得更明智的做法是接受现实。"

"服药,"拉尔斯说,"服一辈子。"

"没错。"

挪威水手的故事

美国爆发 HIV 大流行的 15 年前,挪威的一户人家染上了怪病。1965 年,丈夫第一个患病,周身疼痛,起了奇怪的疹子,还反复感染。文献称他"挪威水手",或是用阿尔维德·诺埃(Arvid Noe)这个化名。医生想当然地诊断他患了梅毒,但这并不能解释他的全部症状。他们从未怀疑他存在自身免疫疾病,治疗进行了一轮又一轮,病情每况愈下,他的关节和肌肉都很痛,淋巴结也总是肿大、发炎。

第二年,阿尔维德的妻子怀着第三个女儿,也生了病——上呼吸道感染、下呼吸道感染和上尿路感染反复发作,还长时间无缘无故地发热。

夫妻二人的病症越来越严重,唯一值得庆幸的是,他们生下了一个健康的女儿。可惜好景不长,女孩刚到两岁就出现了第一次严重的感染,此后病痛就再也没断过:败血症、肺炎、骨关节感染接踵而至。

1973 年,妻子患上了脑炎,出现了意识混乱和行为障碍,后来又恢复了。两年后，丈夫出现了严重的神经系统问题，包括大小便失禁、下肢瘫痪、神情呆滞，他的动作也开始变得僵硬且逐渐失控。

1976年1月，第三个女儿9岁了，得了水痘。由于身体虚弱，疯狂扩散的水痘最终夺去了她的生命。同年4月，丈夫也死了，时年29岁，从生病到死亡历时10年。妻子也出现了跟丈夫类似的神经问题，后来患上了急性白血病，于同年12月去世。

同一个家庭一年内死了三个人，且原因不明。要不是尸检时保留了三人的血液、组织样本，恐怕他们的死因永远也无法被揭开了。

丈夫的遗体中保留了淋巴结、肝脏、肾脏和肺；妻子的保留了一块腿部肌肉；女儿的保留了淋巴结、脾脏和肝脏。所有器官都用福尔马林处理过并封入石蜡，储存在室温下。夫妻俩的血样也被存放在零下20摄氏度的环境下。随着20世纪80年代HIV大流行，人们慢慢开始怀疑——这家挪威人显然是出现了某种免疫缺陷，他们会不会早在美国的大流行之前就染上了艾滋病呢？

人们检查了他们的血液、组织样本，科学家希望通过DNA测序技术寻找HIV的遗传物质，1988年，科学家在夫妻俩的血样中率先发现了HIV的遗传物质。然后在1997年，科学家在一家三口的组织样本中都发现了HIV的遗传物质。

源起何处

要想知道 HIV 大流行的真正起源，我们就得像前面提到的挪威水手阿尔维德·诺埃一样，去非洲走一遭。1961 年，15 岁的诺埃出海远航，先在西非航线的"赫格·阿隆德"号上当厨房小弟，后来成了水手。这艘船停靠过塞内加尔、几内亚、科特迪瓦、加纳、尼日利亚和喀麦隆等地。20 世纪 90 年代，科学记者爱德华·胡珀（Edward Hooper）采访了给诺埃看病的一些医生，据说诺埃在这次旅行中染上了淋病，所以毫无疑问，他在航行中是有性行为的。回到挪威后，他结了婚，然后再次出海，一直当水手。直到 1965 年，也就是 19 岁那年，他突然生了重病。

如今，我们知道 HIV 是从非洲猿类传染给人类的。和疱疹一样，其他灵长类也有自己的 HIV 变种，被称为猴免疫缺陷病毒（simian immunodeficiency virus，SIV）——"simian"的意思是灵长类或大猩猩。

然而，这就给一些种族主义者和恐同主义者留下了话柄，他们认为 HIV 大流行是男同性恋者跟非洲人或猿类发生性关系惹的祸，这些恶意的谣言至今仍在流传。就在 2012 年，还有一位美国参议员宣称艾滋病是"有人跟一只猴子搞了，如果我没记错的话，然后又跟其他男性发生性关系"造成的。

出现这种声音倒也不稀奇，毕竟有人还把梅毒归咎于经期女性和猴子之间的性行为。有些人类的心智似乎就没有成熟多少，总在指责别人，把罪责推给不受欢迎或遭人憎恶的群体。

不过，仔细思考一下这些说法就会发现：虽然不能排除个别人可能与动物发生了性关系，导致疾病的传播。但是说起 SIV 从猿类传给人类以及 HIV 大流行的起源，更有可能是来自更具传染性的活动——那些直接接触 SIV 阳性猿类血液的活动，比如宰杀动物并剥皮，这个过程就很难避免接触到血液。科学家指出，捕杀黑猩猩并烹制食用的过程很可能是传播途径之一。

在非洲一些人类和猿类密切接触的地方，科学家发现人类感染 SIV 的现象特别普遍。

人们在不同地区和国家的猿类身上发现了 SIV，并进行了研究，结果发现这些病毒的遗传物质在不同物种、不同地区存在些许差异。

同样，HIV 也不单指一种病毒，而是一组相互关联的病毒。一旦感染，足够多的 CD4 阳性细胞便会遭受破坏，任何已知的 HIV 变种都能让人患上艾滋病。

HIV 主要分为两种类型：HIV-1 和 HIV-2。HIV-1 最常见，也更具传染性和侵害力，它又能进一步细分成几个亚型，包括 HIV-1 的 M 组（常见）和 HIV-1 的 O 组（少见）。

通过对病毒的遗传物质进行测序，科学家绘制出了 HIV 和 SIV 的家族树，向我们展示了两者的关系是多么密切。如今我们知道，SIV 从不同地方的猿类身上传给人类，变异成了 HIV。这一点毋庸置疑，因为各种 HIV 变种与特定 SIV 变种的关系比它们本身之间还要亲近。

挪威水手阿尔维德·诺埃及其家人作为世界上最早记录在案的艾滋病患者，感染的是 HIV-1 的 O 组病毒，和这种病毒最接近的是在喀麦隆的大猩猩身上发现的一种 SIV 变种。因此，诺埃很可能是 20 世纪 60 年代随船停靠在喀麦隆的时候感染了 HIV，然后把它带回了挪威老家。

不过，HIV-1 的 O 组和 HIV-2 在非洲以外都很罕见。造成今天全球大流行的是 HIV-1 的 M 组。

对 HIV 大流行的追根溯源花了不少功夫，现在普遍认为的事实是，HIV-1 的 M 组是 20 世纪 20 年代刚果（金）利奥波德维尔（今为金沙萨）附近森林里的一群黑猩猩传染给人类的。

为什么说 20 世纪 20 年代传播开来、最终在 20 世纪 80 年代引发全球大流行的是刚果（金）的 HIV-1 的 M 组呢？可能有以下几个原因。首先与病毒变种本身有关——HIV-1 的 M 组更具侵害力和传播性。此外，某些社会因素显然也起到了推波助澜的作用。随着金沙萨建起铁路线，大量劳工从外地涌入，城市里也出现了卖淫的女性，各种性病大行其道，给 HIV 的传播铺平了道路。新搭建的铁路运输系统又把病毒从金沙萨运送到了其他城市和国家。医护人员使用未消毒的医疗器械和针头可能进一步加剧了病毒的扩散。

可以确定的是，我的患者拉尔斯感染的病毒是 HIV-1 的 M 组，那个 1980 年的洛杉矶年轻人感染的大概也是这种。

拉尔斯是我今天接诊的最后一位患者。送他出门前我告诉他，会把他介绍给一个传染病专家。

"他会好好关照你的，"我说，"有什么问题也欢迎你过来问我。"

"谢谢。"拉尔斯说。

"祝你好运！"

他微微一笑便转身走了，然后带上了诊室的门。

我关掉电脑，结束了一天的工作，发现天已经全黑了，走廊里鸦雀无声。环顾办公室，我吸取了之前的教训，把检查床和妇科椅上用皱了的纸扯掉，把小推车上的刮刀和拭子整理好，又补充了一些耗材。

我又去实验室清理了显微镜，关掉电源，像戴眼罩一样给它套上保护罩。然后进入更衣室，脱掉了束缚我一天的白大褂，也卸下了肩上作为医生的负担，换上了便装。此时，候诊室已经空无一人了。

走到室外，清爽的晚风迎面袭来，心中不禁浮现出爱神维纳斯的模样。

"谢谢你让我一直有活干。"我一边走一边轻声嘟念。

因为我们人类会一直崇拜她——尽管存在风险，性仍然是人生最美好的体验，我们不会因为害怕生病就对性事避而远之。

而一切也会像往常一样，维纳斯今晚仍将向我们施加恶毒的诅咒，我的候诊室明天、下周，乃至明年都将像今天一样"高朋满座"。

后　　记

　　为了介绍书中的 11 种疾病，我以自己的亲身经历为原型，从一个医生的视角把它们叙述了出来。不过在人物性格的塑造上，我给她平添了几分风趣幽默，抹去了几分圆滑世故。在书中，我给她虚构了一个诊所，让她遇见了罹患不同疾病的人。

　　写作过程中，我想到了自己以前的工作单位——性与社会（Sex og samfunn），这是挪威最大的性健康中心。我还从奥斯陆大学医院性病科奥拉菲亚诊所（Olafiaklinikken）汲取了灵感，那里是我读书时做暑期实践的地方。不过我要强调一下，书中虚构的医生和患者之间的那些事并不一定反映当地的临床实践，而且书中所有的咨询都是虚构的。从第一页到最后一页，我对患者信息做到了严格保密。

　　虽然咨询是虚构的，诊所里发生的事却是真实的。我描述的都是真实存在的疾病，患者表现出来的症状可能和我描述的一样，也可能有所区别，现实中也发生过这样的情况。每一章的内容都源自我在现实生活中遇到过的患者。

医务人员读完这本书可能会发现，书中对医生的分工处理得比较随意。为了让表述尽可能浅显、明了，书中的医生除了虚构的"我"没有别人，免去了医疗系统的复杂分工。作为医学新人，我平时的工作是在更有经验的同事指点下完成的。

本书囊括了多个专科领域，我尽可能删繁就简，简化材料，让大多数人都觉得通俗易懂。由此一来，不可避免地会出现一些技术上的错误。我尽可能做了修正，也邀请了相关领域的专家进行批评斧正，但仍可能存在一定疏漏。我对此承担全部责任，也希望获得读者的谅解。

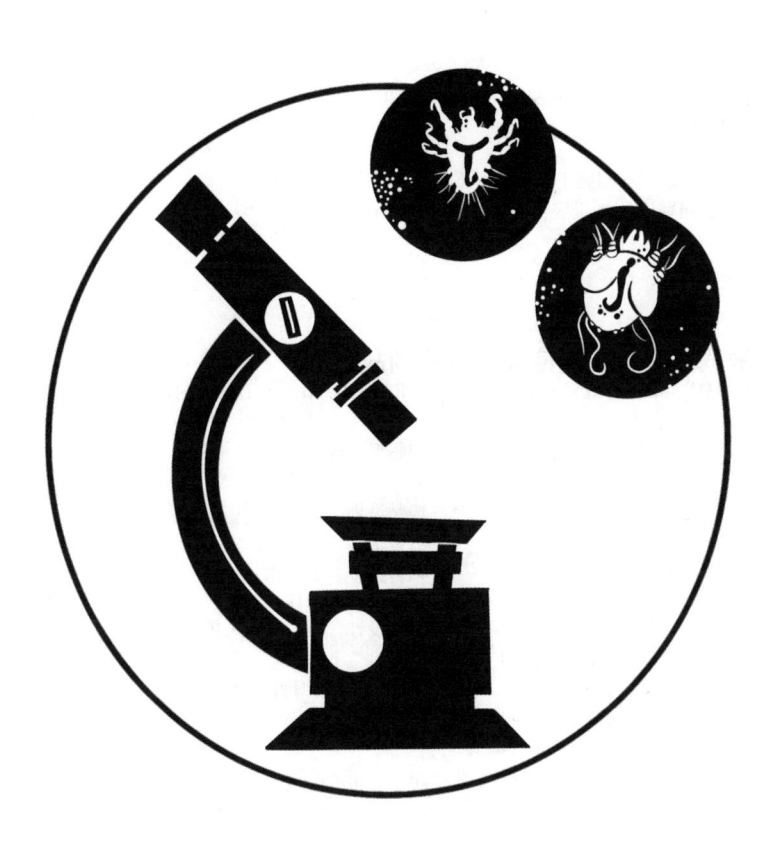

图书在版编目（CIP）数据

与敌同眠：性传播感染和疾病的故事 /（挪）艾伦·斯托肯·达尔著；刘晓昊译. -- 成都：四川科学技术出版社，2025.7. -- ISBN 978-7-5727-1758-1

Ⅰ．R759

中国国家版本馆CIP数据核字第2025MG8289号

I Seng Med Fienden, Eller Venus' Forbannelser: Skrekkelige fortellinger om kjønnssykdommer
©Ellen Støkken Dahl
First published by Pelikanen forlag AS, 2022
Published in agreement with Oslo Literary Agency
All rights reserved.

本中文简体版版权归属于银杏树下（上海）图书有限责任公司
著作权合同登记号 图进字：21-2025-022

与敌同眠：性传播感染和疾病的故事
YUDI TONGMIAN: XINGCHUANBO GANRAN HE JIBING DE GUSHI

[挪] 艾伦·斯托肯·达尔 著　　刘晓昊 译

出 品 人	程佳月	选题策划	银杏树下
策划编辑	鄢孟君	出版统筹	吴兴元
责任编辑	王星懿	编辑统筹	王　頔
助理编辑	唐于力	特约编辑	张冰子
责任出版	欧晓春	装帧设计	墨白空间·杨和唐
出版发行	四川科学技术出版社		
	地址：成都市锦江区三色路238号　邮政编码：610023		
	官方微信公众号：sckjcbs		
	传真：028-86361756		
成品尺寸	143 mm×210 mm	印　张	6.5
字　　数	130千	印　刷	北京盛通印刷股份有限公司
版　　次	2025年7月第1版	印　次	2025年7月第1次印刷
定　　价	42.00元		

ISBN 978-7-5727-1758-1

邮　购：成都市锦江区三色路238号新华之星A座25层　邮政编码：610023
电　话：028-86361770

■ 版权所有　翻印必究 ■

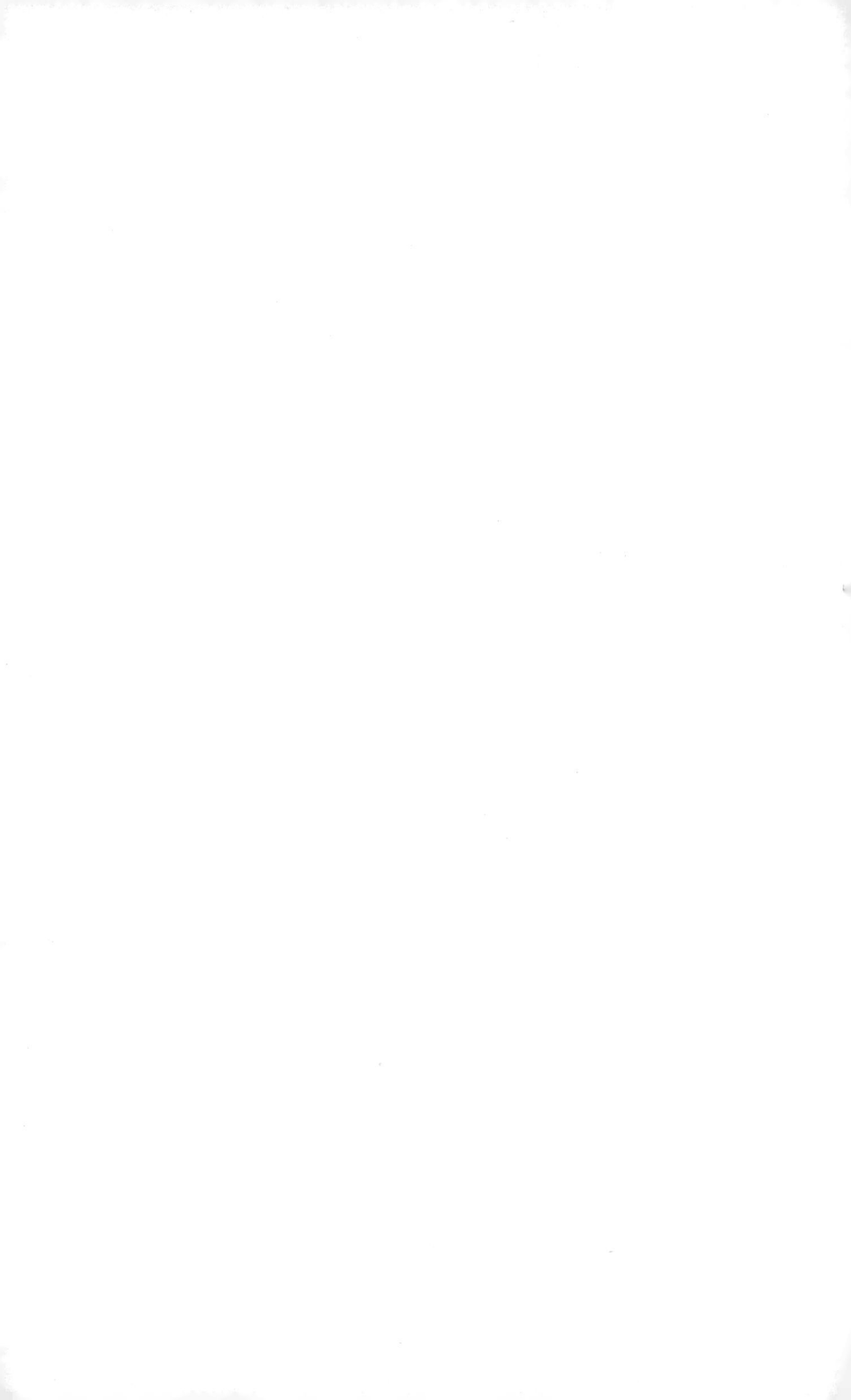